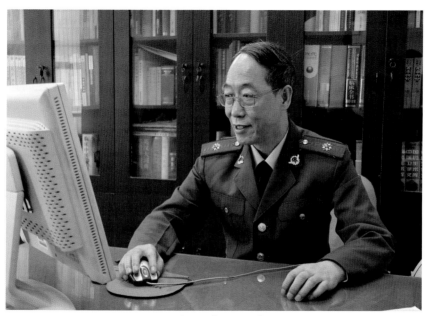

陕西省名中医王宗仁

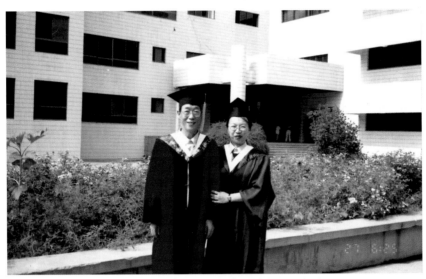

王宗仁老师（左一）和他的开门弟子

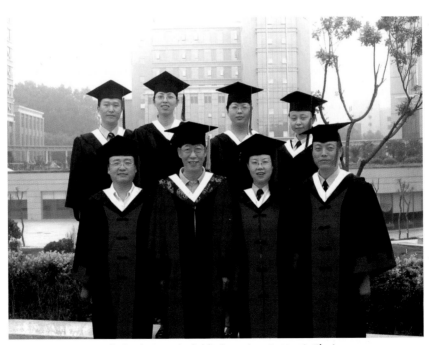

王宗仁老师（前排左二）和他的学生

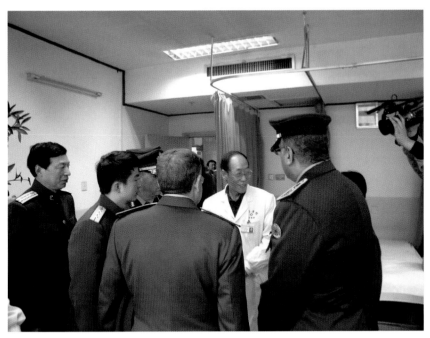

王宗仁老师向埃及军队后勤部参谋长穆罕默德·阿里·穆萨利少将一行人介绍中医科情况

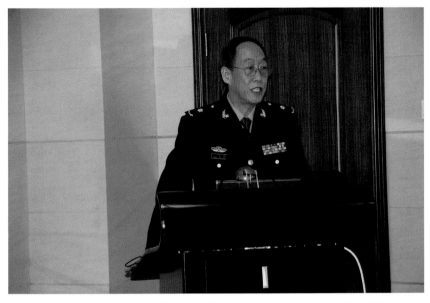

王宗仁老师在新药芪丹通脉片成果鉴定会现场答辩

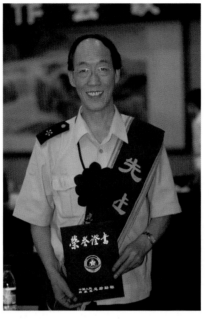

王宗仁老师荣获军队中医药工作先进个人

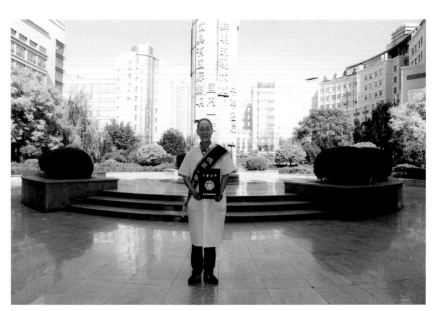

王宗仁老师被评为陕西省"德医双馨医师"

"十四五"时期国家重点出版物出版专项规划项目

陕西省名中医学术经验集

王宗仁名中医学术经验集

◎ 王 文 主编

陕西新华出版传媒集团
陕西科学技术出版社
Shaanxi Science and Technology Press
——西 安——

图书在版编目（CIP）数据

王宗仁名中医学术经验集／王文主编. — 西安:陕西科学技术出版社，2022.12

（陕西省名中医学术经验集）

ISBN 978 - 7 - 5369 - 8156 - 0

Ⅰ. ①王… Ⅱ. ①王… Ⅲ. ①中医临床 - 经验 - 中国 - 现代 Ⅳ. ①R249.7

中国版本图书馆 CIP 数据核字（2021）第 133570 号

陕西省名中医学术经验集·王宗仁名中医学术经验集

SHAANXI SHENG MINGZHONGYI XUESHU JINGYANJI · WANG ZONGREN MINGZHONGYI XUESHU JINGYANJI

王　文　主编

责任编辑　耿　奕

封面设计　朵云文化

出　版　者　陕西新华出版传媒集团　　陕西科学技术出版社
　　　　　　西安市曲江新区登高路 1388 号陕西新华出版传媒产业大厦 B 座
　　　　　　电话(029)81205187　传真(029)81205155　邮编 710061
　　　　　　http://www.snstp.com

发　行　者　陕西新华出版传媒集团　　陕西科学技术出版社
　　　　　　电话(029)81205180　81206809

印　　　刷　中煤地西安地图制印有限公司

规　　　格　720mm×1000mm　16 开本

印　　　张　12　插页2

字　　　数　150 千字

版　　　次　2022 年 12 月第 1 版
　　　　　　2022 年 12 月第 1 次印刷

书　　　号　ISBN 978 - 7 - 5369 - 8156 - 0

定　　　价　50.00 元

王宗仁教授简介

王宗仁，男，生于 1951 年，河南灵宝市人。陕西省名中医、主任医师、教授、博士研究生导师、中医"师承制"导师。曾任中华中医药科技进步奖评审专家，中国中西医结合学会理事，国家、军队及陕西省新药评审专家，国家自然科学基金同行评议专家，国家劳动社会保障部医保用药评审专家，陕西省中西医结合学会副会长，军队中医药学会副主任委员等学术职位。

王宗仁老师从医近 50 年，于 1996 年至 2008 年担任第四军医大学西京医院中医科主任，年门诊量 5000 余人次。擅长冠心病、高脂蛋白血症、血液高黏滞综合征、缺血性脑血管病、糖尿病及疑难杂症的中西医结合治疗。长期以来，潜心致力于血瘀证的中医药防治研究，注重气血关系，调理气机，认为慢性疾病多虚多瘀。主持研制的中成药降黏抗栓片Ⅰ、Ⅱ、Ⅲ号用于血液高黏滞综合征、缺血性心脑血管病和其他疾病辨证属"血瘀证"的患者，疗效显著。降黏抗栓片Ⅰ号于 2009 年以"芪丹通脉片"获得国药准字批号，国药证字 Z20090035。由山西太行药业股份有限公司生产，2010 年入山西医保增补目录，2011 年入四川基本用药目录，临床得以推广应用。曾因成功抢救一名扩心病患者心跳间歇停跳 122min 荣立军队三等功。在 2019 年第二届中国医师节，王老师荣获陕西省"德医双馨医师"的光荣称号。

王宗仁老师作为硕士、博士研究生导师，军队及陕西省"师承制"指导老师，先后培养了博士研究生 20 名，硕士研究生 46 名，军队师承制博士研究生 1 名，陕西省师承弟子 2 名。名师门下出高徒，他的一位得意学生（博士）已经成为一所三级甲等中医医院癌症防治中心首席专家，担任中国科技史学会医学史分会副主任委员等重要学术职务，并被评为陕西省名中医；1 名学生（博士）破格提升为博士研究生导师；7名学生（博士）成为硕士研究生导师。真可谓："桃李满天下，春晖遍四方。"

承担国家自然科学基金、军队"十一五"重大临床攻关课题及省部级课题等16项。获学术奖励3项，出版专著9部，发表论文160余篇，其中SCI10余篇。2005年被评为全军中医药先进工作者，2007年获军队院校教学银奖，2012年领衔的"芪丹通脉片防治冠心病的基础与临床研究"获陕西省科技进步二等奖。

序 一

《陕西省名中医学术经验集》丛书几经绸缪，即将面世。这是陕西中医界的一桩盛事，也是全省中医药界的骄傲。

陕西是中医药的重要发祥地，素有"秦地无闲草""自古多名医"之美誉。传说中的神农氏和他的族人早先就生活在姜水（今陕西岐水）流域，关中的高天厚土养育了他们，孕育了医学，也推动了《神农本草经》的问世。春秋时期秦国著名医家医缓、医和先后入晋为晋国国君治病，反映了当时秦地医学较其他地区的明显优势。汉代的楼护、韩康，隋唐的孙思邈、王焘，宋代的石泰，明代的王履、武之望以及清代的小儿痘疹专家刘企向等，是陕西中医药的集大成者，为祖国中医药学的进步和发展做出了重要贡献。

中华人民共和国成立后，在毛主席"中国医药学是一个伟大的宝库，应当努力发掘，加以提高"精神的指引下，中医药学进入了日新月异的发展时代，不仅为人民群众提供了方便的中医药诊治途径，也更大幅提升了其理论和技术水平。近年来，习近平总书记对中医药发展做出一系列重要指示，强调"中医药是中华民族的瑰宝，一定要保护好、发掘好、发展好、传承好"，要"遵循中医药发展规律，传承精华，守正创新"。

我省中医药事业在省委省政府的坚强领导下迅速发展，服务体系不断健全、服务能力不断提高，为人民群众"看中医""用中药"提供了更多的途径。

相对于现代医学，中医是很讲究"名医"的，名医绝大多数是德艺双馨的，也是经验丰富的。在临床实践中，"经验"极其关键。在中医领域，几乎所有的经验都是临床积累，或是世代传承而来的。中医药学是必然要向前发展的，新的技术方法也是会不断融合进来的，但中医大约永远都不会离开"经验"。传承精华、守正创新，这是新时代中医药发展的核心与关键。

此前，陕西省中医药管理局曾先后出版过6辑《陕西省名老中医经验荟萃》，不仅医生需要，患者也很是欢迎，这些书籍为中医药传承发展起到了重大作用。为进一步挖掘、整理、继承名中医的学术经验，提高全省中医药学术水平，他们开展新一轮《陕西省名中医学术经验集》丛书的编纂工作，这其中既有郭诚杰、杨震等国医大师，又有姚树锦、仝俐功等一批陕西省名老中医，涉及中医内科、外科、针灸等多个专业，覆盖面广，专业水平高。希望通过《陕西省名中医学术经验集》丛书将名老中医的经验传承下去，并为年轻的中医人提高医术提供更多的机缘。更重要的是，通过这种代代相传的模式来不断延续中医的"经验"，必将为中医药学术理论的研究打开新的思路，使中医药学在发展中不断地提升，并造福于万万千千的群众。

《陕西省名中医学术经验集》丛书编委会

2022年6月

序　二

2016年新年伊始，网上传来了即将付印的《陕西省名中医学术经验集——王宗仁名中医学术经验集》文稿。了解来龙去脉，通览篇章结构，吸收书中精华，就已使我感慨万千，思绪繁多，不写不足以压抑内心的冲动。因为像陕西省中医管理局这样不惜巨资大力支持名中医撰写专著的壮举实在不可多得，非常值得称道。这既是中医春天来临的标志和先声，也是我三秦大地人杰地灵、源远流长、名医辈出、代不乏人的结果。商代伊尹创汤液惠及古今，春秋医缓医和赴晋出诊名震宇内。继之，黄帝岐伯论医道《黄帝内经》诞生，巢元方《诸病源候论》出自长安，孙思邈《千金方》、王焘《外台秘要》可谓中医的"盛唐"，明代有武之望《济阴纲目》《济阳纲目》，清代有陈尧道《伤寒辨证》，近现代黄竹斋、米伯让大名鼎鼎，国医大师张学文、郭成杰令人仰慕。第四军医大学西京医院王宗仁老师以其人格魅力、大家风范、学术经验早已享誉全国、称道同行，如今实至名归，出书济世，能不令我欢欣鼓舞，奋笔疾书，一展胸臆。

我1987年在南京中医学院读研究生即将毕业，王宗仁老师奉第四军医大学政治部的指派前来考察。短暂的交流就已感到王老师主动热情、性格随和的人格魅力。可以说，王老师是我在第四军医大学西京医院认识的第一个人。工作以后，地处老家附近的乡亲闻风找我托人到西京医院看病者众多，我只能麻烦王老师了。而我和王老师认识的最大好处却是我在专业道路上的另辟蹊径，柳暗花明。我当时是以医学史教师的身份进入第四军医大学的。时任教务处长的苏元福新任西京医院医务部主任，主动告诉我可以到西京医院中医科上门诊。但具体事务就只能仰望时任中医科副主任的王宗仁老师了，因为基础课教师上临床这在西京医院乃至西医院校都是少有先例的。可以说，没有王老师主动热情的上下游说，以及以后几年多方担待、呵护有加，我就不可能有"医史为现实服务、理论与实践结合"这样一条新路，也不可能成为中华医学会医史学会副主任委员，更不可能成为广西名中医了。在 2010 年前后我和王老师一起参加研究生复试时，我真正从他身上学到了宽宏大量的气度。最使我受益的是王老师作为西北地区第一家中医中西医结合学科带头人和博士生导师招收了我这个已过知天命之年的学生。王老师不但没有因我的年龄大、工作忙而放松要求，甚至要求更加严格，不留情面。以致 2006 年冬天的我胸痹心痛俨然一病人矣。当时，只要一打开电脑，我就胸闷气短，一度怀疑这个博士论文是否能够完成（尽管这时我已经发表过 140 篇论文）。只有在盲审得以高分、答辩顺利完成后才见到王老师的笑容。毕业以后，每到研究生毕业聚会，王老师总是尽量叫上我，忆往昔岁月，尽师生之谊，认师弟师妹，谈学海舟楫。看到王老师桃李满天下，其乐融融，我从内心佩服他乐道人善、奖掖后学的高风亮节。真可谓："平生不解藏人善，到处逢人说项斯。"

我用了半个月的时间细细阅读了这本即将在中医论坛熠熠生辉的书稿，收获颇丰。作为学贯中西的专家，身处全国排名前几位的西京医院，担任学科带头人多年的王老师，现代医学的本领自不待言，而中医特色的浓厚是我始料未及的。比如王老师虽然以活血化瘀治疗心脑血管病享誉国内外，但书中的医案却法外有法，方中有方。如王某的间断胸闷、气短 20 余年，加重 2 周，王老师用的 10味药中就融入了桂枝甘草汤、栝楼薤白半夏汤、枳实薤白桂枝汤 3个经方，涵盖了《金匮要略》和《伤寒论》两书，还能以黄芪补充经方益气力量的不足，以桃仁、红花、丹参补活血化瘀的不足，古今接轨中特色洋溢。刘某某的胸闷、胸痛 1 年，加重 3d，王老师以炙甘草汤配合活血化瘀之品而收佳效则是活用经方的典范。刘某心慌、胸闷 7 年（稳定性心绞痛 7 年，长期服用西药治疗），就诊时心悸气短，头昏沉，面白少华，神疲乏力，纳呆食少，少寐易醒，健忘，舌淡红，脉弦细。王老师诊病后分析如下，患者虽诊断为冠心病，但目前的表现以虚证为主，应属心脾两虚证，治以补血养心，益气安神。方选时方归脾汤加减而标本兼治。说实话，对于低年资医生这样开方不需要多想，而高年资专家用归脾汤治疗心绞痛还是要有阅历、有胆识、有定见的。这也让我从平淡中看出了大家的不平凡之处。就像温病学家叶天士的医案中，我们见到的多半是温病以外的法门。王老师治疗癌症的医案也使我这个肿瘤专家感叹老师就是老师。他的执简驭繁，他的淡定，他的平和之中我看出了历经风雨沧桑的厚重和深沉。在现今的社会中，以量大取胜、自逞己能者大有人在。而久负盛名的大家敢于以平淡出示是需要底气的，是以临床资料为依据的。

　　我觉得，从这本书中可以预测，在王老师今后几十年炉火纯青的医学生涯中还会有更精彩的华章问世。我期待着，我们期待着。

王三虎

2016 年 1 月 17 日于广西中医药大学第三附属医院

目　录

第一章　成才之路

　　中医药自《神农本草经》诠释本草之药性，《黄帝内经》穷尽阴阳之奥旨，至汉张仲景著《伤寒杂病论》开启中医辨证论治之先河，至此，中医学具有了完整的理论体系及指导临床理法方药应用的基本规范，为中华民族的健康和繁衍生息提供了强有力的医疗保障。自 19 世纪中叶西方医学逐渐传入中国以来，"中西医汇通"的思潮在中国医学界开始兴起，或衷中参西，中西药物并用；或中西汇通，通其可通，存其互异；或吸取西医之长，为中医所用。这些中西医汇通的先贤们促使中医在历史的长河中得以继续发展，日臻完善，长盛不衰。

　　陕西省名中医、主任医师、博士研究生导师、师承制导师、原第四军医大学西京医院中医科主任王宗仁老师，正是一位在中西医结合的道路上不断探索创新，扶掖后学的开拓者。

第一节　博极医源，精勤不倦

一、西医精湛

　　1951 年王宗仁出生于河南灵宝的一个中医世家。他自幼聪颖，深受父亲的影响，耳濡目染，家传身授，青年时期就遍读中医古籍，并立志从医，以救死扶伤为己任。

　　他于 1968 年参军，部队除了日常的训练安排外，也为他提供了选择自己所喜爱的专业的机会。因为长期以来对获取医学知识的渴望，他毫不犹豫地提出了去军医院校学习的申请。经过努力，他以优异的成绩于1968年被选拔送入新疆军医学校学习。修学归来，就职于中国人民解放军第12医院，在基层部队深入实践后，他发现医学之博大精深，远非所学可以驾驭。正所谓学海无涯，他自认才疏学浅，故工作之余，愈发勤奋读书。他于1975年参加军校本科生选拔考试，在数千名考生中脱颖而出，以优异的成绩考入第四军医大学军医系。他倍加珍惜这个学习机会，深切体会到能到这座医学殿堂学习的来之不易。几年的大学生涯，他一直恪守"学习时间是挤出来的"这一信条，日复一日，年复一年，博览群书，吮吸在医学知识的海洋中，惊喜地领悟到不同于中医学的现代医学知识。正是经过这一阶段的理论与实践，他不仅系统地掌握了解剖、生理、病理、药理等西医基础知识，接受了现代医学的洗礼，更具备了扎实的西医视、触、叩、听的基本技能。

毕业后，他再次回到基层部队，扎根临床，服务于一线官兵。他的足迹遍及天山南北，主动将自己所学应用于临床实践，常常夙夜不寐地守护患者，时时履行着治病救人的重任。因为地处经济不发达的山区或者高原，医疗设备极其落后，因此他诊治每一位患者，大多靠全面的查体以获取患者的临床资料。他通过双手详细地触、叩以及仔细听诊，不放过一丝临床证据，再经过认真分析，则能准确判断患者是否有气管偏移，胸腔积液到第几肋间了，腹水有多少，其准确程度堪比B超、CT的精密检查结果，从而及时对患者的病情做出准确判断。正是因为在基层部队的长期临床磨炼，成就了他精湛的西医查体、诊断水平。

二、中西合璧

在临床中每每会遇到一些疑难杂症，西医西药无济于事时，他一定会翻阅父亲遗留的中医书籍和笔记，经过认真的思考与分析，结合病人的疾病特点，将中医中药知识、方法与西医西药的知识、方法结合起来，采取中西医并用进行治疗，常常是"柳暗花明又一村"。在一次又一次可喜的临床疗效中，他深刻地感悟到了祖国医学的博大与精妙，被伟大的中医学所震撼，也坚定了继续学习中医的决心。

带着对中医的渴望及憧憬，经过不懈努力，1983年他考入第一军医大学中医系，圆梦研习中医，继承父业的理想。短短几年时间，他反复研读了《黄帝内经》《伤寒论》《金匮要略》《神农本草经》《医学心悟》《医学衷中参西录》等数部中医经典医著，并逐篇写下读书心得。利用闲暇时间，他遍访了当地的医学名家，跟随这些名老中医临证，学以致用，同时他又能"尊古而不泥古"，对一些医理有自己独到的见解，临证更是屡起沉疴。

从来自父辈的中医熏陶，到学习西医，再到系统研读中医，王宗仁老师实现了青年时期的学医之梦，也从一名普通战士成长为一名军医，这是一次质的飞跃。自此，具备了扎实的西医理论知识和深厚中医功底的王宗仁老师开始了中西医结合的临证道路。

第二节 履行使命，厚积薄发

一、扎根临床

1985年王宗仁被分配到第四军医大学西京医院中医科从事中医医疗、科研、教学工作。王老师从医近50年，擅长冠心病、高脂蛋白血症、血液高黏滞综合征、缺血性脑血管病、糖尿病及疑难杂症的中西医结合治疗。长期以来，潜心致力于血瘀证的中医药防治研究，注重气血关系，调理气机，认为慢性疾病多虚多瘀。他主张中西医结合，取长补短，力倡辨证与辨病相结合，在医疗实践中发挥中医优势，兼容并蓄，中西合璧，相得益彰。他认为中、西医本无优劣之分，各有独特性和优缺点，应扬长避短地将中、西医合理地结合及有效应用。

1989 年一名扩张型心肌病患者行心脏 B 超检查时，突然心跳、呼吸停止，在无任何抢救条件的情况下，他立即采取心外按压及口对口人工呼吸等措施，经过 122min 抢救，成功地使患者恢复心跳。待患者病情稳定后，他又不忘治病求本，以中药缓图，使患者的病情得到进一步改善，生活质量提升。这一事件被《陕西日报》等多家新闻媒体报道，称"这是医学的一个奇迹"，为此他荣立军队三等功。

另外，一位来自甘肃省的扩张型心肌病女性患者，经多家医院的间断扩冠、利尿及对症等西医治疗 3 年，效果不佳，因心悸、胸闷、胸痛加重 1 月余而来西京医院就诊。王宗仁老师将扩张型心肌病归属于中医"心痹"范畴，经辨证后，认为此患者证属痰瘀阻络，先给予祛痰化瘀治疗 2 周，患者胸闷、胸痛、心悸减轻。但仍有头晕、腰酸、乏力、夜寐不安，查舌暗红，苔薄白，脉细滑，再次辨证，证属肾阴亏虚，心肾不交，经过以滋阴降火为主，化痰通络为辅的巩固治疗后，患者病情稳定。

诸如此类诊疗案例，不胜枚举。王宗仁老师正是这样投身医学事业近五十载，始终秉承"悬壶济世"的情怀和"大医精诚"的精神，在医疗战线上勤勤恳恳，兢兢业业，努力钻研，用精湛的医术，高尚的医德，倾心为患者服务。赢得了广大患者的好评和同行的敬重，多次被军队、省市及医院嘉奖表扬。在 2019 年第二届中国医师节，陕西省医师协会举办的"庆祝中国医师节暨优秀医师表彰大会"上，王老师荣获了"德医双馨医师"的光荣称号，正是实至名归。更重要的是，经过长期的临床实践，他积累了丰富的经验，为他在学术上的突破和升华奠定了坚实的基础。

二、爱生重教

王老师除了临证为患者解除病痛，还特别重视中医的传承，尽心传道解惑，把教书育人作为终身事业。他胸怀宽广，甘为人梯，孜孜不倦地传知识、授技能、带作风，几十年如一日。2007年王老师荣获"总后军队院校育才奖银奖"。王宗仁老师对待学生们严中有宽，严中有爱，是一名开启学生心灵之锁的智慧"仁师"。他时常谆谆教导学生们："做学问首先要先做人，做一名合格的具有高尚品质的一心一意为人民解决疾苦的医生。"他要求每位学生应努力提升自身"二力"，即"魅力和能力"。这就需要具备高尚的人格魅力，同时通过不断学习钻研提升自身业务能力，唯有如此，方能成就事业，造福广大患者。

王老师时常教导学生："只有在传统文化的土壤里，原汁原味的中医理论中才能重建传统思维的特点和诊疗模式。"因此，他反复要求学生回归传统，回归经典，多读多思多悟，方能更好地继承发扬好中医。同时，还应该顺应时代，掌握现代科学技术手段，追踪最新的研究进展，丰富和提高自己的理论知识和研究水平。既要善于朝前看，勤求古训，通晓中医经典，解决疑难困惑，不嫌"古"而弃之；还要善于往后看，思想不落后，水平不下降，敢想敢学，不嫌"新"而避之。只有通古晓今，合而用之，才会有创新和创造能力，才能赶超前人，推陈出新。他常常教导学生，作为一名现代中医，对患者要以诚相待，对专业要坚守不移、坚韧不拔、坚持不懈，医术才能精益求精。

在学业上，他对学生要求严格。例如，要求学生在攻读博士期间必须达到以下目标：①要申请一项省部级以上课题；②要写一篇在国外学术刊物上发表的论文；③要参与一部著作的编写；④要获得或参与一项省部级以上奖项的申请工作。他不仅经常与学生沟通学业上遇到的难题，还常常关心他们在生活中碰到的"烦心事"，帮助他们解决困难，调整心态。这样，每一位学生毕业时除了在学业上学有所成外，还学会了如何做人，如何做事，更谨记在今后的行医过程中"首当注重医德"的师训。他的每一位学生毕业后均能以满腔热忱投身到自己的工作岗位中。他们中大多数已经成为所在军队、医院的中坚力量、学术骨干和学科带头人。

三、学术创新

王老师不仅是一位成果丰硕、颇有建树的临床专家，也是一位开拓型的学术领军人物。他重视科学研究，认为中医的科学研究与西医不同，中医是实践医学，很多发现与总结来源于临床实践，将这些宝贵的临床经验进行分析、总结、归纳，发现规律，进一步通过科学实验阐明其机制，方能更好地回报于实践。

长期以来，他潜心致力于血瘀证（冠心病）的中医药防治研究，继承《黄帝内经》《金匮要略》中的气血理论，发微王清任活血化瘀学说，经过20余年的临床实践和基础研究，认为气虚血瘀是冠心病的主要病理基础，益气活血法是治疗该病的主要方法之一。创立了西京医院活血化瘀实验室，为中西医结合防治冠心病奠定了坚实的实验基础。其间，他先后承担了多项关于益气活血中药研究的国家级、军队级和省部级课题，并带领课题组成员对益气活血中药进行了多靶点、多层次研究。研究发现并证实了益气活血中药具有调节心肌代谢，改善心血管功能，抗心肌缺血、血栓形成及血小板聚集等作用。在长期的研究攻关中，他还在分子水平上成功揭示了益气活血中药保护血管内膜以及抗微小血栓形成等作用的机制。

他开发研制出了以"益气活血、通脉止痛"为治法的降黏抗栓片Ⅰ、Ⅱ、Ⅲ号系列中药复方制剂，应用于缺血性心脑血管疾病、高脂蛋白血症、高黏血症等疾病辨证为"气虚血瘀证"的治疗，疗效显著。其中，主要应用于冠心病的"芪丹通脉片"（降黏抗栓片Ⅰ号），经过880例大样本临床观察，完成Ⅱ、Ⅲ期临床实验，证明芪丹通脉片治疗冠心病心绞痛（气虚血瘀证）安全、有效，于2009年获得国家新药证书和药品注册批件（国药证字Z20090035）。

发表芪丹通脉片系列机制研究文章百余篇，其中SCI文章10余篇，并申报了国家专利（CN1850160A）。2012年"芪丹通脉片防治冠心病的基础与临床研究"获得陕西省科学技术进步二等奖。

芪丹通脉片因良好的疗效以 240 万元转让给山西太行药业，实现了医学转化。2010 年该药入山西医保增补目录，2011 年入四川基本用药目录，临床得以推广应用，可造福更多的患者，取得了良好的社会效益和可观的经济效益。

王老师以第一负责人获国家自然科学基金课题 3 项，军队"十一五"重大临床攻关课题 1 项，国家中医药管理局及省部级课题 8 项。他的研究领域涉及心血管以及肿瘤疾病。他认为中医的发展贵在理论的发展，将中医的"形神统一"与"圆道理论"结合，探索中医药在太空事业中的应用前景；将气机升降理论应用到肿瘤的防治中，尤其是恶性程度高、疗效差的脑胶质瘤的防治。这些研究进一步丰富了中医的基础理论，拓展了中医药的研究领域。

作为第一负责人，王宗仁老师主持的研究项目如下表：

1997－2016 年王宗仁老师作为第一负责人主持的研究项目

时间	课题名称	课题来源	课题编号
1997—1999	降黏抗栓片Ⅰ号的基础研究	陕西省科技攻关课题	No. 97K12－G5
1998—2000	降黏抗栓片Ⅰ号的实验研究	军队资助课题	No. 后卫医字第 118 号
1999—2001	活血通脉片的研究	军队资助课题	No. 后卫医字第 83 号
2001—2003	芪丹通脉片的开发研究	军队资助课题	No. 后卫医字第 3 号
2001—2003	中药新药"芪丹通脉片"Ⅱ期临床研究	陕西省中医药管理局课题	No. 2001062
2003—2005	芪丹通脉片的开发研究——对麻醉犬心肌缺血、心肌梗死及相应血液生化指标的影响	陕西省科技攻关课题	No. 2001K11－G7
2003—2005	消糖胶囊对实验性糖尿病动物的药效学研究	陕西省科技攻关课题	No. 2004K18－G8（4）

续表

时间	课题名称	课题来源	课题编号
2004—2006	酵母双杂交筛选抗癫痫肽抗痫作用靶位及功能探讨。	国家自然科学基金面上项目	No. 30371764
2007—2009	益气活血法治疗冠心病心绞痛的临床疗效评价和机理研究。	"十一五"军队中医药研发推广专项课题，重大临床攻关	No. 2006191001
2010—2012	中医"圆道"理论指导下微重力干预骨髓间充质干细胞多潜能性的研究。	国家自然科学基金面上项目	No. 30973808
2013—2016	中医"气机升降"理论指导下微重力干预抗恶性胶质瘤作用及机制研究。	国家自然科学基金面上项目	No. 81273879

第三节　春华秋实，成果丰硕

一、学术担重任

王宗仁老师曾任中国人民解放军第四军医大学西京医院教授、主任医师，博士研究生导师，全军及陕西省名中医师承制研究生导师，技术四级，文职二级（正军级待遇）。1996 年任第四军医大学西京医院中医科副主任、主任，同年获批为中西医结合临床硕士研究生导师；2002 年获批为中西医结合临床博士生导师；2005 年成为解放军总医院中医师承制博士研究生导师；2008 年任第四军医大学西京医院中医药研究所名誉所长；2011 年任第四军医大学第八届科技委员会委员（校专家组成员）；2013 年被评为陕西省名中医；2014 年被指定为陕西省第五批中医药专家师带徒指导老师。

他曾任中华中医药科技进步奖评审专家，中国中西医结合学会理事，国家、军队及陕西省新药评审专家，国家自然科学基金同行评议专家，国家劳动社会保障部医保用药评审专家，陕西省中西医结合学会副会长，军队中医药学会副主任委员，中华中医药学会科技进步奖评审专家等学术职位。

二、桃李满天下

王老师作为硕士、博士研究生导师，军队及陕西省"师承制"指导老师，先后培养了博士研究生 20 名，硕士研究生 46 名，军队师承制博士研究生 1 名，陕西省师承弟子 2 名。真可谓："桃李满天下，春晖遍四方。"

名师门下出高徒，王老师所指导的多位博士现已成为博士导师、硕士导师，培养了更多的中医后备人才，担任着重要的学术职务。陕西省名中医、广西名中医王三虎教授师出王宗仁老师，王三虎教授不仅中医基础理论底蕴深厚，更勤于临床，年诊国内外患者 2 万人次，2017 年获"最具影响力中医人奖"，2018 年获"陕西杰出名中医奖"。马静主任医师、教授是王老师的开门弟子，她继承了王老师在心血管系统疾病方面的专业特长。2017 年破格提升为中西医结合临床博士研究生导师，现任西京医院中医科主任，并兼任陕西省中医药学会心病专业委员会副主委、中西医结合学会内科专业委员会副主委和全军中医学会内科分会常务委员等职务。王文副教授是王老师第一届博士学生，现任西京医院中医科副主任，是国家自然科学基金同行评议专家，国际期刊 Stem Cells 审稿人，以第一及通讯作者发表 SCI 收录论文 11 篇，主持国家自然科学基金课题 3 项以及多项省级课题。

王老师看到他的学生们更优秀，都能超越他，是令他最高兴，最骄傲的事情，他就是这样一位甘为人梯育桃李，德医双馨的仁义之师。

三、学科领发展

王老师于1996年至2008年担任第四军医大学西京医院中医科副主任、主任。作为学科带头人，他殚精竭虑，一心扑在中医药事业和科室的发展上。从2002年开始，他连续4年年门诊量为5000余人次，年均出诊200d，被评为西京医院出门诊次数和接诊人数最多的"十佳"科主任之一。因工作成绩突出，受到医院的多次表彰和奖励，先后被评为西京医院"优秀管理者"（2002年）、"优秀党支部书记"（2003年）和"全军中医药工作先进个人"（2005年）。

在他的领导下，构建了学科可持续发展平台。科室全体人员团结一心，群策群力，形成了凝聚进取的团队，促进科室各项工作蓬勃发展，不断开拓新局面。科室先后获得院先进党支部、科研工作管理先进科室、教学先进单位、第四军医大学"十五"科技工作先进单位等荣誉。门诊人数、住院人数、平均住院日等各项医疗指标逐年提升，名列医院前茅。2002年3月西京医院中医科被批准为国家中医药管理局中医内科消化学科；同年11月被批准为国家中医药管理局中西医结合心血管专科；2003年被批准为中西医结合临床博士学位授权学科，是西北地区最早的中医博士学位授权点；2005年通过国家药品监督管理局临床新药研究（中医组心血管专业）基地资格认定；同年被评为全军中医药工作先进单位，受到原总后勤部的表彰和奖励；2007年申报国家中医药管理局气血理论与实践重点研究室。

"自强不息，止于至善"，这是他在事业上信奉的格言。从帕米尔高原的昆仑山到古城西安，从学习西医到中西合璧，从一名默默无闻的战士到一名军医，从一名普通医生成长为一名享誉全国、全军的学科带头人。王宗仁老师走过一条曲折而光明的求学从医之路，在中医、中西医结合事业的发展中留下了一串串闪光的足迹。"宝剑锋从磨砺出，梅花香自苦寒来"，正是王老师求学为医成长过程的深刻概括和真实写照。

第二章 学术主张

王宗仁老师从事医疗、科研、教学工作近 50 年，学古贯今，汇通中西医，治学严谨，德医双馨。临证时采用中医辨证与西医辨病相结合，不仅擅长于冠心病、高血压、高脂血症、脑梗死、糖尿病、血液高黏滞综合征的中西医结合诊断与治疗，还在各种内科疑难杂症、急症重症等诊治方面颇有心得，临床取得了较显著的疗效，现将他的学术主张、诊疗思路及特点总结如下：

第一节 强调气血相关，重视益气活血

王老师强调气与血是人体至关重要的物质，无处不有，无时不有。"气血相关"理论是祖国医学理论体系的重要组成部分：气能生血，血能载气，气血能相互化生；气能行血，气行则血行，气滞则血瘀；气能摄血，气的固摄是血液在脉道正常运行的条件。《素问·调经论》曰："五脏之道，皆出于经隧，以行血气。血气不和，百病乃变化而生……"认为疾病的发生源于气血的病变，气血系生命之本，亦为疾病之本，提出"血气不和百病乃变化而生"的观点。在治疗上以调和气血为基本原则。气为血帅，调气活血重在调气，调气意在疏达，气机条达，气行则血活。正如王清任所言："……能使周身之气通而不滞，血活而不瘀，气通血活，何患疾病不除？"王老师在此基础上认为人以阳气为本，病以气虚为本，重视"气虚"在疾病发展中的作用。他常指出先天不足或后天外邪、

思虑、劳伤、饮食不节等损伤导致气虚不足，气虚衰日久，则气的推动功能低下，气虚无力行血，导致瘀血内停。对气虚血瘀证的治疗，重在补气，兼以行气活血，使气充血润，气旺血行，则瘀血得化，经络得通，因此在临证中重视益气活血法并举。

王宗仁老师擅长诊治胸痹、心痛等心系病证。心主血脉，搏动不已，一旦血行不畅，则形成心血瘀阻，不通则痛而发胸痹、心痛诸证。他指出该疾病中老年多发，年老体衰，机体正气不足，多兼气虚。正如孙思邈《千金要方》言："人年五十以后，阳气日衰，损与日至，心力渐退……"经过对历代相关文献的研究，尤其是受张景岳《类经图翼·大宝论》中"天之大宝，只此一丸红日；人之大宝，惟此一息真阳"的启发，结合数十年的临床观察，他指出心气（阳）在冠心病的发病中至关重要，心气（阳）的推动是保持血液在脉管运行，维持正常血液循环的基本动力。若心气（阳）出现亏虚，则血脉不利，瘀血阻滞脉络，致心脉痹阻，不通则痛而形成胸痹。《金匮要略·胸痹心痛短气病脉证并治》中张仲景云："夫脉当取太过不及，阳微阴弦，即胸痹而痛，所以然者，责其极虚也。"又如《寿世保元》曰："盖气者血之帅也，气行则血行，气止则血止，气温则血滑，气寒则血凝。气有一息之不运，则血有一息之不行。"据此王宗仁老师认为治疗胸痹除了关注血瘀证的特点，还应重视气虚的本质。气虚而血运无力，血行瘀滞更甚，形成恶性循环，病情进展。因此，王宗仁老师对胸痹、心痛临床症见胸痛，痛有定处，反复发作，胸闷气短，动则喘息，心悸易汗，倦怠懒言，舌质紫黯或舌边有齿痕或有瘀点、瘀斑，苔薄白，脉沉细弱或结代者，辨证多从气虚血瘀立论，治疗则注重益气活血，调气和血。

王宗仁老师发微王清任活血化瘀学说，开始了气虚血瘀证和益气活血法的理论、临床和实验研究。创制和研发出主要应用于冠心病治疗的益气活血复方芪丹通脉片，经过880例大样本临床观察，完成Ⅱ、Ⅲ期临床实验，带来了良好的社会效益和经济效益，已取得了较好的临床效果，于 2009 年获得国家新药证书和药品注册批件。

此外，王宗仁老师发现除了冠心病，还有糖尿病、高脂血症、脑梗死等老年性疾病均多并发血液高黏滞综合征。血液黏度增高不仅引起血流速度减慢，甚至还可能促进血栓形成和动脉粥样硬化发生、进展。患者轻则出现凉、麻、胀、痛等微循环障碍，重者可能增加了冠心病、急性心肌梗死、高脂血症、高血压、脑血栓等心脑血管疾病的发生率。正是源于不断地临床验证，王宗仁老师基于中医辨证论治中的"异病同治"理论，指出冠心病、高黏血症、高脂血症等合并病证具有共同或相似的病理特点，同属于一个疾病群。据此，独辟蹊径，他提出"气虚血瘀疾病群"的学术观点。依据是此类疾病的病机均为本虚标实，气虚和血瘀是发病之关键，采用益气活血法治疗往往取得良效。临证证实应用益气活血药物治疗，可延缓上述疾病病情进展，改善患者症状，提高患者生活质量。实际上益气活血法还可能涵盖了西医所指的扩冠、调脂、降黏、抗凝、抗炎、清除氧自由基、保护血管内皮和调节免疫力等作用。围绕这个学术观点和研究方向，王老师获得了国家和省部级多项课题资助，发表了百余篇相关论文。对世纪之交的中国医坛乃至世界的"活血化瘀热"起到了举足轻重的作用。

他以益气活血为主要立法原则，研制了系列中成药（降黏抗栓片Ⅰ、Ⅱ、Ⅲ号），治疗各有偏重。降黏抗栓片Ⅰ号即芪丹通脉片，具有益气活血，温阳通脉的功效，可治冠心病之属气虚血瘀证，偏于温通血脉。降黏抗栓片Ⅱ号组成为黄芪、丹参、泽泻、茵陈、姜黄，以益气活血，行气利湿为主治，可治冠心病属气虚血瘀夹湿浊者。降黏抗栓片Ⅲ号组成有黄芪、丹参、葛根、黄精、川芎，以益气活血，化瘀止痛为主治，作用部位偏于头颈部之气虚血瘀证。

王老师不仅在心脑血管病的诊治过程中重视调理气血，还将其灵活应用于其他慢性病、疑难杂病或肿瘤等疾病的诊治中，亦获得良效。王老师认为久病必伤正气，久病易入络，故此类病证病机多属本虚标实，气虚血瘀证。治疗时应辨清患者病情轻重缓急，气血虚实的多少，合理地选用、搭配益气药和活血药，分阶段、主次分明地进行补气，活血，甚至破血逐瘀治疗，同时兼顾五脏之间的关系，随症加减。

第二节　注重调畅气机，关注气机升降

祖国医学认为，气是构成万物的本源，自然界中天气下降，地气上升，天地二气相互作用，万物才能化生。《素问·六微旨大论》中记载："气之升降，天地之更用也……升已而降，降者谓天；降已而升，升者谓地。天气下降，气流于地，地气上升，气腾于天，故高下相召，升降相因，而变作矣。"说明气的升降运动，可以推动事物的发展和变化。《素问》还记载："出入废则神机化灭，升降息则气立孤危。故非出入，则无以生长壮老已；非升降，则无以生长化收藏。是以升降出入，无器不有。"这就进一步指出"四者之有，而贵常守，反常则灾害至矣"。由此可见气的升降出入是万物变化的根本，是生命活动的体现，同时亦是人体维持生理功能的基本形式及机体维持生命活动的基本过程，诸如呼吸运动，水谷的消化吸收，津液代谢，气血运行等，无不依赖气的升降出入运动才能实现。有鉴于此，王老师在治疗病证时，强调调畅气机，气机得以条达舒畅则诸症自除。

王老师认为，脾胃气机的升降对维持整体气机升降平衡协调起着重要的枢纽作用。清升浊降是人体内在气化过程中升降运动的一般规律，而这一生理功能活动的进行，主要以脾胃为枢纽，正所谓"脾胃居中，交通上下"。人之中气左右回旋，脾主升清，胃主降浊。脾乃太阴湿土之脏，其性喜燥而恶湿，燥则脾气健运、清阳得升，故而水谷精微得以上输，如《素问·经脉别论》所指的"脾气散精，上归于肺"，即体现了"脾主升清"；胃为阳明燥土之腑，

其性喜润而恶燥，润则胃气和顺，浊阴得降，故而水液糟粕得以下行。脾升胃降不仅是脾胃本脏之功能，而且是人体整个气机升降的枢机。"脾升则肾肝亦升，故水木不郁，胃降则心肺亦降，故金火不滞。"脾气上升则清阳之气上输，肝肾之气并之而上行；胃气下降则浊阴之气下运，心肺之气随之而下达。一旦脾胃气机失调，则病症丛生。

脾胃同属"仓廪"之官，为"气血生化之源"，在水谷代谢过程中发挥着决定性的作用。叶天士《临证指南医案·脾胃》中的"脾宜升则健，胃宜降而和"最能提纲挈领地阐述脾胃的功能及其对于整个机体功能状态的作用。王老师基于对上述功能的充分理解，将气机升降学说广泛运用于临床，其中包括脾胃病的治疗，高脂血症的治疗等。他认为，高脂血症的形成是由于患者饮食不节，嗜食膏粱厚味，损伤脾胃；或忧思懊恼，肝之疏泄功能失调，气机郁滞，横逆犯脾；或思虑劳心太过，损伤心脾；或年老体衰，久病，房劳过度等因素使得肾元亏虚，影响及脾。以上种种因素引起脾胃气机不利，升清降浊功能失调，清浊相混，不归正化，痰浊滋生，流注血脉，阻碍气血运行，因痰生瘀，痰瘀互结而成。痰瘀之邪，又可成为新的致病因素，阻碍脾胃气机，导致升降失常，两者互为因果，使本病缠绵难愈。王老师据此以升清降浊、化痰活血法治疗高脂血症，利用药物的升降浮沉之性来纠正脏腑气机失调，进而调节血脂的代谢紊乱。

近年来随着航空航天事业的发展，太空医学为人类探索各种生命活动提供了新的技术平台与研究手段，微重力作为空间飞行的另一种微环境，能够引起人体广泛的生理变化。过去几十年从空间飞行收集的数据显示，微重力环境能够改变人体的免疫功能，引起肌肉萎缩，改变细胞的分泌功能，影响肿瘤细胞的细胞骨架、蛋白表达的变化等，这些改变或许与重力作用影响人体气机的升降相关。王老师据此展开了中药对微重力下干细胞形态功能的系列研究，该研究方向获国家自然科学基金资助课题2项，发表SCI论文5篇。

王老师还创新性地将气机升降学说引入脑胶质瘤的治疗中。他认为"头为诸阳之会""脑为清空之窍",是指五脏六腑清阳之气,皆上注于头。所以说,脑在生理状态下运行的皆是清阳之气,这也是"清阳之府"特性得以维持的必要条件。《素问·阴阳应象大论》记载:"清阳出上窍,浊阴出下窍。"清阳是指呼吸、味觉、听觉、视觉、发声等功能赖以发挥作用的精微物质,而上窍是指鼻、口、耳、目等官窍,所以清阳出上窍的含义是指清阳升发上行,充塞巅顶,游行交会于清空之窍,则气血津液上承,清窍得以温煦、濡养、护卫,功能有司,诸窍通利。由此可见,若清阳不升,则脑内清阳不足,或脑内运行的清阳之气瘀滞不行,可导致颅内浊阴不降,从而出现一系列气滞、痰浊、血瘀等病理征象,最终出现清浊相干,髓海堰塞,即会出现我们今日所说的包括脑胶质瘤在内的多种颅内肿瘤的发生。综上所述,王宗仁老师认为颅内肿瘤发生的病机是清阳不升,浊阴不降,因此在中医气机升降理论指导下,提出重用升法以求升清阳,行清阳,或重用降法以使浊阴行,浊阴降,以治疗脑肿瘤,尤其是脑胶质瘤。根据以上理论他申请并获批了国家自然科学基金面上项目"中医'气机升降'理论指导下微重力干预抗恶性胶质瘤作用及机制研究",研究发现,模拟微重力可以抑制胶质瘤细胞的增殖,并减弱其侵袭迁移能力,其机制是通过改变胶质瘤细胞生长周期,促使凋亡从而抑制其增殖,并可以通过抑制容量性钙内流来减弱其侵袭迁移能力。发表论文6篇,其中SCI论文2篇。

第三节　辨病辨证结合,宏观微观双关

王宗仁老师认为临床诊治疾病时应首先辨病,例如对于胸痛患者,关键在于辨识清楚属于中医的"胸痹""心痛",还是"真心痛"范畴,切忌疏忽大意而耽误治疗的时机。冠心病主要临床表现

是心前区或胸骨后发作性憋闷、疼痛，多为突然发病，时作时止，反复发作，持续时间短暂，一般几秒至数十分钟，经休息或服用芳香温通药物后可迅速缓解。但是如果患者出现胸骨后疼痛剧烈，有压榨感及濒死感，持续时间长，服硝酸酯类药物难以缓解，伴口唇发绀，手足发凉，甚至达肘、膝关节处，则多考虑为心血管疾病中的急危重症。

2009年2月中旬，一15岁女孩就诊于门诊，河南灵宝人，其父亲代诉患者胸闷气短，行走不远即须下蹲休息。王老师望闻问切，详细诊查后，与家属沟通应该是先天性心脏病家属点头称是。他一边为患者进行仔细查体，一边向跟随出诊的学生讲解："临床医生一定要善于观察，仔细查体，中医有望、闻、问、切，西医有视、触、叩、听，对于现代的中医来说，这两者都要会。患者两颊暗红，甚至呈紫色，查其舌紫暗，脉涩代，属严重血瘀表现，然而患者并非从高原地区而来，面部是典型的先天性心脏病病容。"经过仔细的胸部视、触、叩、听查体，详细了解患者的病情后，王老师首先建议患者就诊心脏外科，看能否行手术治疗，随后再来看中医。患者离开诊室后，王老师语重心长地告诉我们："先天性心脏病系心脏结构异常所致，一般早期可经手术治疗。中医针对功能性疾病疗效较好，针对器质性疾病不占优势，因此不能耽误了患者的手术时机。患者至今方就诊，可能是经济困难所致，病至今日，预后欠佳。"跟诊学生疑惑地咨询王老师："为何一望便知患者系心脏病，甚至是先天性心脏病呢？"王老师耐心地解释道："从西医角度讲，患者心脏结构异常，动静脉血混合，氧合不充分，故血色紫暗，显现于面部则两颊暗红。从中医角度而言，心其华在面，其色为赤，患者面部色赤，但缺乏光泽，属于有血无气。"患者于心外科咨询后西医告知已错失手术时机，他们再次复诊时，王老师给予益气活血中药口服。这一病例充分展现了王老师对中医与西医基础知识的熟悉与融合，临床中辨证与辨病相结合的诊疗思路。

王老师指出，在辨识清楚疾病的基础上必须贯彻中医的辨证思想，强调中医辨证是诊治疾病的灵魂。他认为无论疾病病情轻重变化，关键在于辨证精准，在辨证准确的前提下，治疗才能效如桴鼓。他指出，现代医学的检查结果在中医诊疗过程中不能摒弃，将其与传统的中医四诊收集的病历资料有机结合，注重宏观辨证与微观辨证相结合，开创独特的辨证思路，从而寻求中医的发展。

中医通过望、闻、问、切收集的资料是宏观辨证的依据，而现代医学的各种检测指标，拓宽了四诊的"能见度"，可以让我们进行微观辨证，通过不断总结其规律，有利于增加宏观辨证的准确性，同时也丰富了传统辨证论治的内容，给辨证论治理论赋予了新的含义。王老师在长期的临床实践中，将西医定量指标定性化，把异常的理化指标纳入辨证，形成新的辨证体系，开拓了中医辨治视野，从而提高了疗效。比如他在判定患者是否存在瘀血时，除了观察患者唇、齿龈及眼周围是否紫黑，或舌质是否有瘀斑、瘀点，舌下脉络是否迂曲外，同时还擅长应用血液流变学检查、甲襞微循环检查、动脉粥样硬化检测等为血瘀证提供客观依据。又如在慢性肾炎治疗过程中，患者蛋白尿往往十分严重，在短期内不易消失，即使一般症状消失后，蛋白尿也可能仍然存在。王老师认为，尿蛋白属精微物质，而肾主藏精，蛰藏精气，故蛋白尿的根本病变在于肾虚封藏失司，致使精微外漏。另外，脾运化精微，土能制水，肾之藏精功能必藉土封，肾关方固。因此，在治疗蛋白尿时，重视补益脾肾。

王老师借鉴西医的病理学、免疫学、血液流变学等知识，并将其融入中医学理论中，在辨证用药的前提下，灵活运用现代医学检查结果，将现代医学理化检查、检验指标与辨证、辨病相结合，既丰富了中医微观辨证的内涵，又提高了临床疗效。

第四节 强调三因制宜，重视体质辨证

《黄帝内经》强调"天人合一"思想，这是中医最核心的内容之一。天人合一的认识观认为，人类是自然界的一部分，与自然界息息相通，密切相关，人与自然界相应有着共同的规律，是统一的整体。《素问·举痛论》中论述："善言天者，必有验于人。"《灵枢·顺气一日分为四时》曰："春生夏长，秋收冬藏，是气之常也，人亦应之……"《素问·宝命全形论》曰："人以天地之气生，四时之法成。"这些记载均说明人的生理过程会随自然界的运动变化而变化，人类是自然界运动变化的产物，故自然界的交替更变会对人体产生影响，如若人体不能适应自然界的万千变化，疾病就会发生。同时自然界是人类生存发展的基础，如《素问·脏气法时论》曰："五谷为养，五果为助，五畜为益，五菜为充，气味合而服之，以补精益气。"人类生存所必需的物质都是从自然界获取的，人类生活所产生的废弃物都由自然界消化吸收。所以《素问·宝命全形论》曰："人能应四时者，天地为之父母。"人与自然相处得当，顺应自然规律生活作息才能免除疾病的困扰。因此，《黄帝内经》为我们提出了四季养生的要点：顺应自然规律，与自然阴阳变化保持一致。《素问·四气调神大论》告诉我们："春三月，此谓发陈，天地俱生，万物以荣……此冬气之应，养藏之道也。逆之则伤肾，春为痿厥，奉生者少。"《黄帝内经》讲述了四季不同的特征，以及人与四季相对应的不同生理变化和摄生方法，同时《素问·四气调神大论》中也讲述了违背四时之气而引发的疾病。故而以四时气象指导顺时养生，根据不同季节自然环境的特点来调整自己的生活工作状态是远离疾病的重要方法。但是由于现代社会人类的生存环境日趋恶劣，社会给予人们的各种压力不胜枚举，导致现代人在与自然、社会的相处中，失去了本来的有序、圆融、和谐的状态，则各种奇奇怪怪的疑难病症随之发生。思虑过度，劳动强度太大会导致心脾两虚，饮酒过度易内结痰湿，纵情声色易耗竭精气，这些不良的生活习惯都是诱发疾病的重要因素。故王老师在疾病诊疗过程中强调对病人生活环境、个人习惯及社会信息的采集，以便于更好地指导用药。同时根据四时特点，强调春日过早减去衣服易伤初生之阳；夏日患病者以脾阳不足多见，多见于夏天过分地使用空调或贪凉饮冷之人，使人不易出汗，阳气不能够向外宣通开发；秋日过早厚衣厚被则阳气不能够收敛；冬天过多地使用取暖设备使皮肤开泄出汗，容易发生虚阳外泄，夜不早睡使阳气不得以潜藏等。诸多疾病的发生都是由于不懂得"天人合一""人与四时相应"的道理，故在疾病的治疗过程中亦应谨记于此，顺应自然规律因时、因地、因人制宜。

王老师认为在疾病的识病、辨证过程中尤其应注意个体差异。体质是人群中的个体在长期与自然、社会相处过程中形成的结构、机能和代谢上的相对稳定的特殊性表现。正是这种特殊性常常决定其对某种致病因素的易感性以及产生病变类型的倾向性。因此，辨体质是提高临床辨证准确的前提与基础，对于判断疾病的发生发展过程有很重要的参考价值。虽然不能从整体上指导辨证的方向，但是体质在疾病的发生、发展、转归中起重要作用，影响和制约着证候的形成。所以在把握辨证的过程中，辨体质能够从根本上抓住疾病的本质，给临床工作提供重要的依据。辨体质是辨证的基础，决定疾病是否发生及其具体的病证类型。辨体质决定"证"的发生及传变，体质决定病程及其转归。准确把握疾病的本质，认识不同体质的人的发病特点可以为判断病程的长短及预后提供重要依据。所以临床对疑难病症病情错杂、治疗方向难辨者，可明察体质之差异，因人施治，同病异治，或异病同治，务求治病求本。

讲到体质，王老师尤其强调妇人及小儿两种特殊人群的辨识及辨证。妇人患病，由于经、孕、产、乳等复杂的生理变化，易导致气血不足，加之其对心理、社会等因素影响的调节能力较差，因此疑难病的患病率相对偏高，故治疗妇科疾病更要遵循三因制宜原则，但也不仅仅拘泥于体质。对于女子来说，由于所处的生理阶段不同，有"二七"到"七七"之别，在经历了妊娠等过程之后，也可能导致体质发生变化，虽然体质是相对稳定，但在这个时期，如果还是用原来的辨体质的结果来辨证的话容易发生错误，导致诊疗失败，而用辨证的结果参考其体质，则能更好地认清疾病的本质。小儿为稚阴稚阳之体，脏腑柔嫩，形气未充，易被外邪饮食所伤，而且病情变化迅速，且不能言语，给诊断带来很多困难。从这个角度讲，小儿之病更难治于妇人。但医生如能了解妇人、小儿的生理、病理特点，掌握妇女经、带、胎、产及小儿外感寒热惊风、内伤吐泻惊疳等病的辨证论治规律，结合季节、气候等自然因素，情绪、生活等社会因素对小儿及妇人的影响，则此两类疾病亦不难医。

同一种病同一个证型，因患者的体质不同，其选方用药也大不相同。如中医辨证同为湿热蕴结的泌尿系感染患者，体质强健者则单纯以清热利湿、利尿通淋为法，而体质虚弱者，则需在前法的基础上加入益气温阳补肾之品以扶正；同样是风寒感冒，表实者可用麻黄汤，表虚者则可用桂枝汤，而慢性病患者因脾虚卫外不固，则常以参苏饮加减，甚则在益气养血药的基础上加上蝉蜕、荆芥、紫苏叶等解表药物；对于生于丑未辰戌之年寒湿体质的人，可以用温性药物，但是对于属于热性体质的人，在进入中老年时，使用寒凉药时要特别小心，因为他们体内的阳气已经开始衰退，过度地使用凉药或者过度使用热药都会造成偏差。

王老师在识病、辨证的过程中重视辨识体质的同时，还强调需了解患者体质当时所处的气候环境等。只有综合考虑上述情况，才能正确制定治则治法，选方用药。如在春季用药多顺春季生发之势，常选用柴胡、白芍、玫瑰花、麦芽等疏肝之品，适当加入银柴胡、川楝子等清泄肝经郁热之品；夏季气候炎热而多暑湿，人受暑热而腠理疏松，汗出过多，气随汗泄而致气阴两伤，其治疗原则多在健脾益肾基础上加以养阴清热利湿之品；秋冬为收藏之季，治疗则以健脾益肾，封藏固摄为主。对于长期居住西北或北方前来求诊的患者，因其所处地域环境比较干燥而酌用沙参、麦冬、玉竹、女贞子等养阴润燥之品，而对于岭南地区多阴虚湿热体质的外地打工者多选用养阴清热利湿之品。三因制宜从天、地、人多维度对人体的生理病理状态进行了全面的参照，并将三者融合为一体，充分体现了中医的整体观与辨证观。因此，王老师认为综合考虑患者的体质所处的自然、社会环境等因素，才能做到准确辨证，正确制定治法方药，提高临床疗效。

第五节　注重研读古籍，主张溯本求源

王宗仁老师注重研读中医古籍中有关心血管疾病的论述，将不同书籍中的相关论述相互比对，认真分析之间的差异。《金匮要略》中"胸痹"是中医界公认与冠心病对应的中医病名之一，其中总结病机为阳微阴弦，胸阳不振，心脉痹阻。经典方剂为栝楼薤白半夏汤，主要功效为通阳泄浊，豁痰宣痹，主要治疗上焦痰湿痹阻导致的胸痛、胸闷、气短等症状。王老师曾提问学生们，为何其治疗冠心病疗效显著，却未言治同位于上焦的肺系疾病，中医文献中有无相关记载，他提到在《辅行诀脏腑用药法要》中早已明确记载该方为治疗心系疾病的重要方剂。《辅行决脏腑用药法要》系南北朝时期梁朝大医学家陶弘景所撰，是一部总结《汤液经法》辨五脏病证组方用药规律的典籍，其继承了《黄帝内经》《神农本草经》《汤液经法》的学术思想，针对五脏均有系统论述以及方药，且针对外感时行病有成体系的大、小阴旦汤，大、小阳旦汤，大、小青龙汤，大、小白虎汤，大、小朱鸟汤，大、小玄武汤，治疗五脏系统疾病的大小补泻（肝、心、脾、肺、肾）汤等方剂。其中的大、小补心汤即与《金匮要略·胸痹心痛短气病脉证并治》中所论相同。

"小补心汤，主治胸痹不得卧，心痛彻背，背痛彻心者（栝楼一枚，薤白八两，半夏半升）""大补心汤，治胸痹，心中痞满，气结在胸，时时从胁下逆抢心，心痛无奈何（栝楼一枚，薤白八两，半夏半升，枳实二两，厚朴二两，桂枝二两）"。根据中医文献研究，《汤液经法》相传作者为伊尹，《汉书·艺文志》中记载此书，归属经方派，内容主要是以方剂为主。根据学者考证，《伤寒论》中许多方剂都源出此书。由此可见，中医古籍针对心脏系统疾病的论治是一脉相承的，只是因辨证体系及学术思想不同，将同一方剂起不同名称，列入不同的病症中。如果能向王老师要求的那样，溯本求源，则可以见病知源，治疗也就得心应手了。

第六节　传承中医学术，强调科学思维

中医作为中华民族之瑰宝，为人类几千年的繁衍生息，做出了巨大的贡献，历史悠久，成果辉煌。但中医也是历经坎坷和磨难，螺旋式地上升，波浪式地发展。到了 21 世纪的今天，随着飞速发展了百年之余的现代医学进入瓶颈期，抗生素、激素、液体的滥用等问题日显，尤其在一些难以攻克的医学难题面前很多专家学者又把思路眼光聚焦到了传统中医药上，为中医春天的到来提供了良好的社会氛围。可以自豪地说，即使是在现代社会，中医的思想与实践在我们的生活中也无处不在，其"中通圆融，天人合一"的整体观念在现今社会更是显得尤为智慧。古中医认识人与宇宙的立足点是"天人合一的生命宇宙整体观"。世界是一个大宇宙，人身是一个小宇宙。人最早的生命是天地大气所生，并与天地大气在千变万化中和谐一致。

中医圆道理论具有中医整体的、恒动的哲学思维特征，其含义是采用"圆"作为理论框架模式，描述物质世界循环往复的圆形运动规律。作为中医纲领的《黄帝内经》，表述了人与自然界的联系，从探讨天、地、人一体观，深层次的昭示了精气一元论，阐发了阴阳五行学说，重视整体的、恒动的、辨证论治的学术思想等等，而这些思想的本质就是圆道理论。历代医家们通过孜孜不倦地探求，从各个角度提出了自己对医理中"圆"的认识。王叔和在《脉经》中有这样的描述："……须全体得圆，然后不虚。"赵献可曾说："一即伏羲之奇一而圆之，即是无极……周子画一圈，已涉形迹矣。曰此不得已而开示后学之意也"。（《医贯》）张景岳在此问题上，与赵献可如出一辙，他在深究医理时说道："圆形，先做一圈，即描述精气一元初始之意，消息甚大，如混沌未奠，乾坤未莫。"（《大宝论》）直至晚清，著名医家彭子益对中医的圆做了详细周正的阐述："圆运动之所由来，亦即造化个体之所由成就。人秉造化阴阳圆运动之大气以有生。"他进一步指出："圆，则五行融合，只见中和。凡说宇宙，便是说人身。由轮而轴者，由升降而成中气也。由轴而轮者，由中气而成升降也。所有的物质有一定的形态，其运动也有一定的次序与程序，此圆运动的河图，所以立造化之极也。此一个五行的圆运动，称曰宇宙。宇乃大气圆运动的个体，宙乃大气圆运动的范围。"今天，越来越多的人认识到圆道理论的普遍性，用来指导针灸临床，阐述子宫内膜周期变化等。

由此，王老师总结出形态上的"圆"描述了事物始末的表现形式以及运动形态；功能上的"圆"解释了事物，包括生物体功能协调的状态。中医圆道理论源于《黄帝内经》，即以"圆道"作为理论框架模式，援引物质世界循环往复的圆形运动规律，其显著特征是首尾相衔，周而复始，循环往复。特殊形态的"圆"作为承载此种哲学思维的载体，形象地向人们展示了作为"圆"的起始及终极意义。

王老师课题组发现微重力条件下，多种贴壁细胞的形态都呈现了由"梭"向"圆"的改变。细胞形态改变对于细胞功能的影响无疑是巨大的，但是目前尚无任何研究来阐释微重力条件下细胞呈现"圆"形改变对于细胞的意义。中医圆道理论可能为阐明这种现象提供了思路。课题组发现在微重力影响下，成骨细胞、内皮细胞。MCF－7细胞（人乳腺癌细胞）与大鼠骨髓间充质干细胞等几乎所有的贴壁细胞都呈现形态上的"圆"形改变。在中医"圆道"观的指导下，可以将这种改变理解为细胞在某种刺激下回到了较为原始的基态，而对于具有强大分化潜能的干细胞来说，则意味着保持原始的分化环境，提高分化潜能。在中医学"圆道"理论的指导下，王老师带领的课题组完成了国家自然科学基金面上项目"中医圆道理论指导下微重力干预骨髓间充质干细胞多潜能性的研究"（No. 30973808）。研究发现，微重力干预后骨髓间充质干细胞（MSCs）细胞形态发生明显变化，由长梭形转变为类圆形。进一步研究发现，模拟微重力干预后 MSCs 具有向神经细胞、内皮细胞、脂肪细胞分化的能力。本研究首次提出细胞形态对于干细胞诱导效率有重大意义，并依据中医"圆道"观提出微重力刺激以提高干细胞诱导的新策略，有望实现干细胞高效率、高安全性的诱导，为干细胞广泛安全地应用于临床提供了新的思路。该研究以干细胞为物质基础，在细胞水平上解释和丰富了经典中医"圆道"理论的科学内涵，从而从基础研究层面证明了临证中强调气机的运动"归圆"的重大意义，强调了中医基础理论对于医学研究发展的重要性。

第三章 临床经验

第一节 冠心病临床经验总结

王宗仁老师擅长中西医结合治疗冠心病、高血压、血液高黏滞综合征等疾病，这些疾病多归属中医心系疾病范畴。在中医理论中，心五行属火，为君主之官，主血脉，主神志，其华在面，开窍于舌，在液为汗。心系疾病范围甚广，包括胸痹、心痛、惊悸、怔忡、不寐、多寐、健忘等，心系病的临床病症特点主要是血脉运行障碍和情志思维活动异常。高血压、高脂血症是心血管疾病发病的基础，中医虽无高血压、高脂血症的病名，但在眩晕、心悸等病中均包含了这些病证的临床表现。

一、气虚血瘀为冠心病主要病机

王宗仁老师经过近 50 年坚持不懈的临床及科研工作，逐渐形成了"中医瘀证的基础与临床研究"的专业方向。血瘀是中医理论中常见的病理产物与致病因素，与多种病症的发生发展相关。在当今社会疾病谱发生病变的情况下，人们发生传染性、感染性疾病的风险已大为降低，而心脑血管疾病、恶性肿瘤等慢性病已成为危害人类健康的主要原因。"久病入络为瘀"，这些病症在发生、发展过程中均与血瘀证密切相关。

冠心病相当于中医"胸痹、心痛、短气、真心痛"等范畴。

《黄帝内经》中就有关于心痛的病因病机及临床表现的明确记载。张仲景在《金匮要略·胸痹心痛短气病脉证治第九》中有详细论述。在开篇就有高瞻远瞩的论述："师曰：夫脉当取太过不及，阳微阴弦，即胸痹而痛，所以然者，责其极虚也。今阳虚知在上焦，所以胸痹心痛者，以其阴弦故也。"并制定了治疗胸痹、心痛的方剂。王老师对此心领神会，认为其中的"阳微""极虚"就是心阳气虚的明证，而"阴弦"就是瘀血的脉象表现。在学习运用的基础上，王老师逐渐发现这些经方在适应证及用药的局限性与不足，但是经方的组方思路启迪了他，促进他在经方的基础上研发治疗冠心病的新药。

目前研究表明血瘀证的病理基础有全血黏度、血浆黏度、红细胞比容升高，血小板聚集性增强，电泳时间延长，体外血栓形成的干湿量及长度增加，纤维蛋白原增高等。也有研究认为，血瘀证除与上述病理异常有关外，还与血管内皮细胞损伤、动脉粥样硬化、局部缺血缺氧、血栓形成、微循环功能障碍、炎症病理过程、免疫功能障碍、结缔组织代谢异常、细胞增殖性病变、内脏病理肿大、内脏及肢体血流量分布异常等病理变化过程有关。

针对血瘀，关键的治法是活血化瘀。活血化瘀法不仅在治疗胸痹、心痛等病症时具有重要意义，在整个中医内科学领域亦具有不可替代的作用。清代王清任对活血化瘀法的临床应用达到了一个巅峰。目前中医内科学的诸多病的辨证分型中均有血瘀证这一临床分型。民国唐容川著有《血证论》，其中卷五为"血中瘀血论治"，有诸如瘀血、蓄血、血臌等5条。王老师对其中卷六的惊悸内容情有独钟，如"悸者，惧怯之谓。心为君火，君火宣明，则不忧不惧，何悸之有？心火不足，则气虚而悸；血不养心，则神浮而悸。张仲景建中汤治气血不足之心中悸而烦，炙甘草汤治心血不足而悸。今则以养荣汤代建中，以归脾汤代炙甘草，一治气虚，一治血虚。又有饮邪上干，水气凌心，火畏水克而悸者，苓桂术甘汤治之。失血家多是气血虚悸，水气凌心者绝少"。在反复临床观察的基础上，王老师认为虚为本，瘀也为本。针对冠心病，活血化瘀更是不可缺少的治疗原则。目前常用治疗冠心病的中成药"通心络胶囊""速效救心丸""参松养心胶囊""复方丹参滴丸""稳心颗粒""银杏叶片"等均是以活血化瘀为主要治法。

气与血关系密切，"气能生血、气能行血、气能摄血，血能载气"。人至中年之后，气血渐衰，气虚致气的推动作用减弱，血液运行缓慢，形成血瘀。王老师在临床中发现，冠心病患者血瘀往往兼气虚表现，其中针对冠心病的临床证型分类的医学统计中，气虚血瘀证约占 75.1%，这与目前的老龄化社会有一定关系。病因上多是年老体衰，活动日减，或伏案少动，形体肥胖，同时又与人们的不良生活习惯及不注重养生相关，如熬夜耗阳气、暴饮暴食损胃气、劳欲过度损肾气等。明代医家虞抟在《医学正传》中提出的"污血冲心"学说更加强调了瘀血在本病发生发展中的作用。

二、研制益气活血复方"降黏抗栓片"系列成药

王老师以益气活血法为基本治法治疗冠心病，主持研制"降黏抗栓片"系列中成药，其中"降黏抗栓片Ⅰ号"即芪丹通脉片，主要功效为益气活血，通脉止痛，用于冠心病，稳定型心绞痛轻、中度，中医辨证属气虚血瘀证者。症见胸部闷痛，刺痛，绞痛，固定不移，气短乏力，心悸，自汗，舌质淡暗或暗红，或舌质紫暗，或有瘀点、瘀斑，脉沉无力或脉沉涩。组方为黄芪、丹参、桂枝、当归、红花。方中君以黄芪，甘温益气，激发生化之源。《名医别录》谓黄芪"逐五脏间恶血"。本方用黄芪补气之力，推进血行，取气行则血行之意。方中臣以丹参，色赤入心，活血化瘀、祛瘀生新，是最常用的血分药，正如张秉成所谓"丹参虽有参名，但补血之力不足，活血之功有余，为调理血分之首药"（《本草便读》）。由于丹参活血化瘀作用广泛而可靠，药力平稳，现代以其作为活血化瘀之首选药。实验表明，丹参能抗凝血，促纤溶，抑制血小板聚

集，抗血栓形成，改善微循环及心、脑、肾等重要脏器的血液循环。方中佐以当归、红花，以补血活血，通脉止痛。《金匮要略》中红花（红蓝花酒）主治瘀血刺痛，当归活血补血，在化瘀的同时又防止伤血之弊。《日华子本草》谓当归："治一切风，一切血，补一切劳，破恶血，养新血。"张景岳指出了当归的特点："当归，其味甘而重，故专能补血，其气轻而辛，故又能行血，补中有动，行中有补，诚血中之气药，亦血中之圣药也。"方中使以桂枝，辛甘温通，振奋心阳，并且能引药归经。桂枝功用在《本经疏证》中讲得最全："用之之道有六：曰和营，曰通阳，曰利水，曰下气，曰行瘀，曰补中。其功之最大，施之最广。"全方配伍精炼，气血同调，补散同济，方精效专，温补而无伤血之弊。"芪丹通脉片"于 2009 年获得国药准字批号，国药证字 Z20090035，由山西太行药业股份有限公司生产，2010 年入山西医保增补目录，2011 年入四川基本用药目录，临床得以推广应用。

王老师诊疗冠心病的思想在研制降黏抗栓片系列中成药过程中体现无遗，共有降黏抗栓片Ⅰ～Ⅲ号，均以益气活血为主要立法原则，针对不同病症及病变部位加减用药。降黏抗栓片Ⅰ号即芪丹通脉片，组成为黄芪、丹参、桂枝、当归、红花，以益气活血，温阳通脉为主治，主治冠心病之属气虚血瘀证，偏于温通血脉。降黏抗栓片Ⅱ号组成为黄芪、丹参、泽泻、茵陈、姜黄，功用益气活血，行气利湿，主治冠心病属气虚血瘀夹湿浊者。降黏抗栓片Ⅲ号组成有黄芪、丹参、葛根、黄精、川芎，以益气活血，化瘀止痛为主治，作用部位偏于头颈部之气虚血瘀证。王老师临床治疗冠心病时以Ⅰ号多用，如确系痰湿、湿热较重，舌苔黄腻者加用Ⅱ号，如有明显头部症状如头痛、头晕、项强者加用Ⅲ号。王老师研制的"降黏抗栓片系列"体现了中西医结合的特点，其中Ⅰ号传统中医理论最强，Ⅱ号则体现了现代药理化浊以降脂的思路，Ⅲ号加用了引经药物，故作用部位重点为头颈部。

王宗仁老师曾多次谈及，传统中医大夫过多强调辨证论治，一人一方，这诚然是最理想的医疗模式，但需要大批医术高明的中医大夫才行，显然在目前中医临床萎缩的现实面前是行不通的，且针对中医本身而言，名医是很难大批复制的，要求人人能精准辨证用药是不现实的。故需要在临床中甄选出针对专病有较好疗效的系列方药，方便后来学者掌握，如此方能让中医更多、更便捷、更有效地应用于临床。王老师针对心脑血管病的治疗经验与模式是值得中医界推广与学习的。否则一个经数十年培养的名医，一世辛苦亦只能造福一方有限的百姓，如能有良方良药传世，则可造福更多患者。

三、熟读中医经典，活用化痰降浊

针对冠心病的治疗，王老师主张以益气活血为主要治疗法则，但并非唯一准则。他在临床中注重以中医经典为指导，灵活应用。心为君主之官，是大家所熟知的论述，王老师在临床中有如下理解：心脏本身不易受邪，有邪则心包受之。比如目前肿瘤为多发疾病，各个脏腑均有恶性肿瘤，如肺癌与大肠癌、肝癌与胆囊癌、胰腺癌与胃癌、肾癌与膀胱癌等，很少闻及心脏癌一说，由此可见，心脏本身难受邪，有邪亦是心包代受。故冠心病的诸多症状如胸闷、心痛、心悸等病多由心脏周围之邪气（痰、湿、寒、瘀等）损伤心包所致。因此《金匮要略·胸痹心痛短气病脉证治》中所言胸痹、短气多与冠心病相通，但其中方剂应用活血化瘀者甚少，几乎均以燥湿化痰、温阳利湿者多见，如栝楼薤白白酒汤、栝楼薤白半夏汤、茯苓杏仁甘草汤、橘皮枳实生姜汤、薏苡附子散、桂枝生姜枳实汤、乌头赤石脂丸、半夏麻黄丸等，仅旋覆花汤中涉及"新绛"一味化瘀之品。临床中诸多诊断为冠心病的患者确以胸闷、胸痛、心慌等就诊，检查却并未发现冠状动脉严重堵塞，或经单纯活血化瘀疗效并不显著；亦有部分患者已行冠脉支架植入术，且口服多种抗凝药物，但其心慌、胸痛、胸闷并无明显改善，一经加用化痰、利湿、温阳通脉之品却立即见效。因此，经过长期临床经验总结，王宗仁老师针对冠心病的脂质代谢异常，在降黏抗栓片Ⅱ号组方时应用了泽泻、茵陈、姜黄等传统理论中利湿浊、行气化瘀之品，同时现代药物研究表明其均具有明确的调节血脂代谢的功效。

四、临床与基础研究相结合

王宗仁老师工作于第四军医大学西京医院，在这样一所全国知名的综合性医院里，在全校紧抓科研的大背景下，王老师不仅在临床上钻研总结，创制新药，同时还积极开展科学研究。他以"益气活血"为研究方向，申请并且完成国家、军队及省级课题9项，发表论文百余篇，主编医学专著数部，获得国家中医药学会三等奖1项，获得陕西省科技进步二等奖1项。研究主要围绕益气活血法对缺血性心脏病的作用及其机制展开，其中针对降黏抗栓片Ⅰ号（芪丹通脉片）的实验研究最多，探索了该药治疗冠心病的作用机制，也为芪丹通脉片从基础到临床，从院内制剂到国药准字做了大量充足的前期准备工作。

1. 降黏抗栓片Ⅰ号（芪丹通脉片）的基础与临床研究

王老师致力于"中医瘀证的临床与基础研究"40余年，研制出"降黏抗栓片Ⅰ～Ⅲ号"系列中成药，以西京医院院内制剂，临床应用20余年，疗效确切，赢得了患者与同行的好评。其中降黏抗栓片Ⅰ号（芪丹通脉片），于2009年获得国药准字批号，并在西京医院、301医院等国内多家知名三级甲等医院进行临床推广应用，具有稳定的临床疗效。其中观察564例冠心病心绞痛（气虚血瘀证）患者，中医证候总有效率86.47%，心绞痛缓解率68.45%，心电图显效率和总有效率分别为18.35%和41.86%。

2. 在基础研究方面，首先对芪丹通脉片进行了工艺研究

分析组成药物的理化特性，并结合大量相关文献整理，确定了水提、醇提、细粉等多种方法相结合的制剂工艺。先后进行了质量标准研究（黄芪甲苷不得少于0.024mg）、药品稳定性实验、毒理学研究以及药效学研究。急性毒性实验测得最大耐受量为40.7g/kg

（相当临床成人用量的 197 倍），慢性毒性实验显示芪丹通脉片的安全剂量为 3.6g/kg（为临床推荐剂量的 50 倍）。

3. 进行了芪丹通脉片功效的动物模型研究

观察芪丹通脉片对犬急性心肌梗死模型的作用，结果显示：芪丹通脉片能够改善犬心肌缺血程度，缩减心肌梗死面积、梗死区重量、梗死区占心室和心脏百分比及心肌缺血损伤相关血清指标，表明芪丹通脉片具有抗心肌缺血及缺血再灌注损伤的作用。

研究了芪丹通脉片对急性心肌缺血大鼠的心肌保护作用。采用 SD 大鼠为研究对象，随机分为假手术组、损伤组、芪丹通脉片大剂量组、芪丹通脉片小剂量组。各组均用生理盐水配置等体积药液灌胃 14d，每天 2 次。采用冠脉结扎方法制造心肌梗死动物模型，测量心肌酶谱、心梗面积以观察药物疗效。结果显示：与模型组相比，用药组大鼠血清肌酸激酶同工酶含量以及乳酸脱氢酶降低，心肌梗死面积缩小。研究显示：芪丹通脉片能够预防大鼠急性心肌缺血。

4. 进行了芪丹通脉片防治冠心病的作用机制研究

观察了芪丹通脉片对实验性急性心肌缺血犬左心功能的影响，及对犬心肌耗氧量的影响。结果显示：芪丹通脉片能够增加冠脉血流量，提高心排出量、心搏出量以及左室内压最大上升速率，并能降低冠脉阻力和降低心肌耗氧量。表明芪丹通脉片能纠正冠心病的"气虚"状态，促进心肌功能的恢复。

观察了芪丹通脉片对大鼠血栓形成、血液黏度以及肿瘤坏死因子 $-\alpha$ 诱导的心肌细胞的细胞间黏附分子 -1 表达的影响，结果显示：芪丹通脉片可显著降低全血黏度、血小板聚集率；缩短血栓长度，降低血栓湿重及干重；抑制心肌中黏附分子的表达。表明芪丹通脉片具有活血化瘀，抑制冠心病危险因素，防治心肌缺血损伤的作用。

研究了芪丹通脉片对急性心肌缺血大鼠 VEGF、bFGF 表达的影响，结果显示：与模型组相比，用药组大鼠 VEGF、bFGF 表达增加，表明芪丹通脉片能够刺激心肌分泌 VEGF、bFGF，这可能是其重要的作用机制之一。

研究了芪丹通脉片对大鼠心肌线粒体损伤的保护作用。给大鼠灌服芪丹通脉片，通过皮下注射异丙肾上腺素诱导急性心肌缺血模型，测定心肌线粒体（Mit）中丙二醛（MDA）、超氧化物歧化酶（SOD）、谷胱甘肽过氧化物酶（GSH－Px）及琥珀酸脱氢酶（SDH）含量。结果显示：模型组线粒体中 MDA 含量增加，芪丹通脉片组线粒体 MDA 含量显著低于模型组；线粒体中模型组 SOD 活性降低，芪丹通脉片组 SOD 活性升高，两者相比较有显著性差异。芪丹通脉片组 GSH－Px 活力显著高于模型组，芪丹通脉片组线粒体中 SDH 活性明显升高。以上研究表明芪丹通脉片可通过降低心肌线粒体中 MDA 含量，增加 SOD、GSH－Px 及 SDH 活力，减轻氧自由基对心肌线粒体的损伤。

观察芪丹通脉片对实验性动脉粥样硬化（AS）大鼠血清一氧化氮（NO）含量和动脉壁匀浆中内皮型一氧化氮合酶（eNOS）基因表达的影响。高脂饮食配合灌胃给予维生素 D_3 建立大鼠动脉粥样硬化模型，各组动物灌胃给药。结果显示：与空白对照组相比，模型组和各用药组血清 NO 含量均明显增加；模型组 eNOS 基因的表达较空白对照组明显减少，与模型组相比，辛伐他汀组及各中药组均能增加 eNOS 基因的表达，且芪丹通脉片各剂量组之间存在量效关系。研究表明，芪丹通脉片能增加动脉粥样硬化大鼠动脉壁 eNOS 基因的表达，这可能是其抗动脉粥样硬化的机制之一。

探讨了芪丹通脉片对动脉粥样硬化大鼠主动脉内皮细胞及 PAI－1 的影响。将 72 只 SD 雄性大鼠随机分为 6 个实验组，其中一组为阴性对照组，给予普通饮食，一组为模型组，给予维生素 D_3、高脂和高胆固醇饮食，其余 4 组在给予高脂、高胆固醇饮食建立动脉粥样硬化大鼠模型的同时给予芪丹通脉片低剂量组 [0.36g/（kg·d）]、中剂量组 [1.08g/（kg·d）]、高剂量组 [3.24g/（kg·d）]，阳性对照辛伐他汀组 [4mg/（kg·d）]。16 周后电镜观察大鼠主动脉内皮细胞损伤情况，并通过逆转录聚合酶链反应（RT-PCR）检测 PAI-1 表达。结果显示：模型组内皮细胞损伤最严重，PAI-1 表达明显高于对照组；给予芪丹通脉片，大鼠内皮细胞损伤减轻，PAI-1 表达显著降低，中药高剂量组结果接近辛伐他汀组。研究表明，动脉粥样硬化大鼠主动脉内皮细胞损伤严重，其PAI-1 表达增强，使用芪丹通脉片可明显改善内皮损伤程度，同时降低 PAI-1 表达，且其低、中、高浓度组 PAI-1 表达依次减少。

黏附分子的表达与动脉粥样硬化的发生发展有关。观察芪丹通脉片对实验性动脉粥样硬化大鼠外周血单个核细胞中细胞间黏附分子1和血管细胞黏附分子 1 mRNA 表达的影响。结果显示：72 只大鼠均纳入实验结果分析。细胞间黏附分子 1 和血管细胞黏附分子 1基因的表达：模型组比空白对照组明显增加；辛伐他汀组及各中药组均明显低于模型组，且芪丹通脉片高剂量组的作用明显优于芪丹通脉片低剂量组。研究表明，高脂饮食能使细胞间黏附分子 1 和血管细胞黏附分子 1 的表达明显增加，而芪丹通脉片各剂量组可以不同程度地下调血管壁内细胞间黏附分子 1 和血管细胞黏附分子 1 的表达，而且芪丹通脉片高剂量组的作用效果明显优于低剂量组。

探讨芪丹通脉片对动脉粥样硬化大鼠主动脉抗原 CD40、胞间黏附分子 1 的影响。结果显示：模型组表达 CD40、胞间黏附分子 1均明显高于阴性对照组；给予芪丹通脉片灌胃，大鼠 CD40、胞间黏附分子 1 表达显著降低，高浓度组结果接近辛伐他汀组。研究表明，动脉粥样硬化大鼠主动脉 CD40、细胞间黏附分子 1 表达增强，通过芪丹通脉片治疗，可降低 CD40、胞间黏附分子 1 表达，且其低、中、高浓度组表达依次减少。

另外，近年来随着干细胞技术的发展，骨髓间充质干细胞分化为内皮细胞，参与血管新生的研究为临床治疗缺血性心脏病提供了新的思路，研究芪丹通脉片含药血清体外诱导骨髓间充质干细胞分化的作用，以及在体内观察芪丹通脉片联合移植组与单纯骨髓间充质干细胞移植组移植后3h及移植后4周对心功能的影响。结果显示：芪丹通脉片含药血清可诱导骨髓间充质干细胞向内皮细胞分化。能显著提高移植干细胞治疗缺血性心脏病的效率，促进心功能的恢复，为临床协助干细胞移植治疗缺血性心脏病提供了新的治疗策略。

芪丹通脉片系列研究课题

课题名称	资助级别	项目编号	研究时间
降黏抗栓片Ⅰ号的基础研究	陕西省科技攻关课题	No. 97K12－G5	1997.10—1999.10
降黏抗栓片Ⅰ号的实验研究	军队资助课题	No. 后卫医字第118号	1998.10—2000.10
活血通脉片的研究	军队资助课题	No. 后卫医字第83号	1999.10—2001.10
芪丹通脉片的开发研究	军队资助课题	No. 后卫医字第3号	2001.10—2003.10
芪丹通脉片的开发研究——对麻醉犬心肌缺血、心肌梗死及相应血液生化指标的影响	陕西省科技攻关课题	No. 2001K11—G7	2003—2005
中药新药"芪丹通脉片"Ⅱ期临床研究	陕西省中医药管理局课题	No. 2001062	2001—2003
益气活血法治疗冠心病心绞痛的临床疗效评价和机理研究	"十一五"军队中医药研发推广专项课题	重大临床攻关，No. 2006191001	2007—2009
从益气活血中药对MSCs迁移和分化的作用探讨益气活血配伍的科学内涵	国家自然科学基金面上项目	No. 30873229	2009.1.1—2011.12.31
益气活血法影响心肌梗死后血管新生与成熟的HIF－1α信号机制	国家自然科学基金面上项目	No. 81072972	2011.1.1—2013.12.31

第二节　脑病临床经验总结

随着我国人口老年化的凸显，脑血管病已成为危害中老年人健康的最主要疾病。流行病学资料表明脑血管疾病是导致老年人死亡的主要原因之一，其发病率高，致残率高，死亡率也高，并且出现了年轻化趋势。中医药在防治脑血管疾病方面有良好的疗效，值得在临床推广。在脑血管疾病的当代中医药研究中，呈现出多种病因病机学说，包括痰瘀互结、阴虚血瘀、痰热腑实、肾虚气弱、风痰瘀血阻络等，但王老师认为气虚血瘀、本虚标实是其关键病机，这一观点也逐渐得到多数学者的认同。现将王宗仁老师对于脑血管疾病的经验及学术特点总结如下：

一、气虚血瘀、本虚标实是其关键病机

历代医家对中风发病的认识可谓是众说纷纭，各持己见。王老师治疗中风吸取了历代医家的证治思想，认为气虚血瘀互为因果，形成恶性循环的模式是发为中风病的主要病因病机。

1. 气虚血瘀成为现代祖国医学研究中风的主要病机

究其历史渊源，对于该病机认识的雏形最早见于《黄帝内经》。《灵枢·经脉第十》中云："……气绝则脉不通，脉不通则血不流。"宋金元时期，李东垣以气虚立论，其在《东垣十书·溯洄集·中风辨》中提出"中风者，非外来风邪，乃本气病也。凡人年逾四旬气衰之际，……多有此疾，壮岁之时无有也，若肥盛则间有之，亦是形盛气衰而如此"，认为"正气自虚"是中风发病的原因。明代，楼英在《医学纲目·风证辨异》中也提出"中风皆因脉道不利，气血闭塞也"。清代，林佩琴《类证治裁·中风》中云："虚中，即东垣所谓卒中昏愦，皆属气虚。"同时期的医家王清任在《医林改错》中则指出"元气……分布周身，左右各得其半。人行坐动转，

全仗元气。若元气足，则有力；元气衰，则无力；……若元气一亏，经络自然空虚，有空虚之隙，难免元气向一边归并，……归并于左，则右半身无气；……归并于右，则左半身无气。无气则不能动，不能动，名曰半身不遂""元气既虚，必不能达于血管，血管无气，必停留于瘀"，明确提出了"中风，半身不遂，偏身麻木是由于气虚血瘀"而成，并因此创制名方"补阳还五汤"，开创了益气活血法治疗中风的先河，对后世医学包括现代研究都影响巨大。近代，张锡纯则在《医学衷中参西录》中提出"脑贫血者，其脑中之血过少，又无以养其脑髓神经，……固当滋补气血，尤当峻补其胸中宗气，以助其血上行，……重用黄芪以升补胸中大气，且能助气上升，上达脑中，而血液亦即可随气上注"，进一步提出了对脑卒中以益气活血法为主的治疗原则。而王宗仁老师认为气虚无力导致血瘀，瘀血内阻无力形成新血，新血不生，血少不能化气，从而加重气虚，最终气虚血瘀互为因果，形成恶性循环的模式。

2. 火、痰邪气在中风的发病、治疗和预后中也不可忽视

刘河间曰："风本生于热，以热为本，以风为标，凡言风者，热也。"王叔和云："热则生风，冷生气。"刘河间认为中风病的风即为火所生，治疗当以清火为主，火灭则风息。但王老师认为中风发病虽有火热生风，然而发病的根本在于阳气虚。所谓壮火食气，体内火热过极则伤阴，久则阴损及阳。总之日久阳气渐消，无力御邪，而导致中风的发生。"百病皆由痰作祟"，《杂病源流犀烛》中曰："人自出生，以至临死，皆有痰。"痰本人体内津液也，无非水谷所化。林佩琴在《类证治裁》中说："若夫肾阳虚，火不治水，水泛为痰。"老年患者，诸阳脉衰，阳衰水气不化，则内蕴生痰。痰阻脉络，影响气血运行，从而痰瘀互结，新血不生，血少不能化生阳气，最终导致疾病的发生。此类患者多见于中老年患者，多阳气虚弱，水泛为痰，而见舌苔腻，脉滑等征象。

二、重在"益气活血"，兼顾疏肝、化痰、清热

中风的发生包括急性期、恢复期及后遗症期，王宗仁老师治疗中风病，既遵中医急则治其标，缓则治其本之理论，同时围绕中风重点病机，以补气活血为主。从预防到辨证论治，反复强调中风之病要以补气活血为主，不可妄汗，妄下伤阳气，加重病情，只有分清了疾病的标本，治疗才能有的放矢。王老师提出气虚血瘀贯穿于中风的整个疾病过程，临证治疗效果颇佳。

既往益气活血法主要用于中风后遗症时期，随着对中风病的深入研究和临床经验的总结，王老师从证候学及血管病理学改变的角度分析，认为气虚血瘀贯穿于中风的整个疾病过程。在临床中卒中患者发病有逐渐加重的演变过程，中风高峰之前，许多病人会出现各种先兆症状，这些症状多因气虚所致。如言语不清，找词困难等，皆是心之气不足所致，因为心开窍于舌。其病机为肝风横逆克制脾土，脾土受克，心为其母，子病及母，病发之初母来救子，因此表现为心气虚而脾土受损并不重，临床患者仅见四肢无力，肌力稍减退。在中风病急性期，中医证候气虚血瘀亦多见。更多学者也提出了相同观点，有学者利用 CT 检查与证候评分等方法进行相关性分析，结果发现缺血性卒中血瘀证和气虚证多见，而且随着病程延长，病人的血瘀证和气虚证评分更高，这也进一步证明了益气活血法是防治缺血性中风的重要方法。

近年来随着科学技术的发展，对于气虚血瘀的现代研究有长足发展。气虚患者表现为血细胞聚集反应水平增高，细胞免疫功能降低等方面的病理性改变。血瘀，不仅是表述血液瘀滞，它涵盖了动脉粥样硬化引起的血栓形成及血管闭塞所致的缺血疾病。

1. 以益气活血，养血通窍等方法辨证论治脑梗死

临床上王老师将活血化瘀复方制剂广泛用于治疗缺血性脑血管疾病。而这一临床经验也被循证医学支持。刘华通过对近 10 年文献的回顾总结，一共纳入 50 篇临床研究，进行系统评价，从临床

和药理多方面分析了益气活血法治疗缺血性中风的科学性。在本篇系统评价中，一共有5781例缺血性中风患者，采用益气活血法治疗有效率总计为94.95%。其中痊愈率是41.18%，显效率是31.10%，好转率22.11%，无效率是5.02%，死亡率是0.03%。药理学研究发现活血化瘀中药治疗中风可以通过改善微循环，降低血液黏滞度，抗血小板聚集，抑制平滑肌细胞增生，同时对相关基因、蛋白的调控表达，还包括抗氧化、清除自由基和钙拮抗作用等，还能影响机体代谢调节和免疫功能。

自清代王清任创立补阳还五汤以来，益气活血法作为中风病重要的治则备受关注和研究。王老师对其有自己独到的见解。王老师用药大致分为两大类：一是以补阳还五汤作为基础方加减。基于现代研究明确证实此方的药效机制，时方精用；二是根据临床经验自拟方，将痰、热、风等致病因素考虑其中，在益气活血药物的基础上加入化痰降浊、搜风活血通络、平肝潜阳等药物，这对中风不同分期及并发症的治疗达到精准医疗。

2. 注重疏肝解郁

《黄帝内经》谓："诸风掉眩，皆属于肝。"肝以舒达为用，肝气郁结，气机失调，日久则脉道不利，气血运行不畅。这与临床中卒中发病及卒中后抑郁病机不谋而合。卒中发生后常引发卒中后抑郁，多项研究证明抑郁会延缓卒中的恢复。所以治疗中风在益气活血的同时，也要兼顾疏肝解郁。

3. 创立降黏抗栓片Ⅲ号

降黏抗栓片Ⅲ号是王宗仁老师根据气血相关理论研制的纯中药复方制剂，它以益气活血化瘀为组方原则，主要由黄芪、丹参、川芎、葛根、黄精组成。其中，黄芪作为君药，可大补脾胃之元气，令气旺血行，瘀去络通；丹参是著名的活血化瘀之品，《神农本草经》将此列为上品，中医有"一味丹参饮，功同四物汤"之说，而四物汤有补血和血之功，丹参的功效可见一斑，列为臣药；黄精味甘性平，有补脾益气，滋肾润肺之功效，民间有"黄精可代参

（人参）芪（黄芪）"的说法，《本草正义》亦指出"颇类熟地，……补血补阴而养脾胃是其专长"，故黄精亦为臣药，辅助黄芪补中益气，达到异曲同工之妙；川芎素有"血中气药"之说，可使气血补而不滞，从而达到活血通络的功效，可作为本方之佐药；葛根甘辛性凉，轻扬升散，故可引药上行至头部，在本方中起到使药的作用，且临床观察发现其用于高血压所致的颈项强痛疗效甚佳，同时现代实验研究还发现，葛根可对缺血再灌注的脑损伤起到保护作用。方中仅有五味药，但却配伍精当，药少效宏。

降黏抗栓片Ⅲ号临床应用于脑梗死及其后遗症的治疗，具有明显的疗效。如前所述，该药可通过改善患者的血液流变学状况，从而对缺血性脑血管病产生防护或治疗作用。同时长期运用该药对患者机体运动功能障碍的改善具有一定的疗效。王宗仁老师为进一步明确该药疗效开展了临床研究，观察降黏抗栓片Ⅲ号对脑梗死患者神经功能康复及血清中丙二醛（MDA）含量、超氧化物歧化酶（SOD）活性和血浆同型半胱氨酸（Hcy）水平的影响，探讨其促进脑梗死患者早期神经功能缺损恢复的机理。收集符合诊断标准的脑梗死病例60例，随机分为治疗组和对照组各30例，均给予常规西药治疗，治疗组同时给予降黏抗栓片Ⅲ号治疗，两组疗程均为1个月。治疗前后分别测定血清中MDA、SOD和血浆Hcy的水平，进行神经功能缺损的评定（CSS），探讨MDA、SOD和Hcy水平的变化与神经功能恢复的关系。结果治疗前两组患者血清MDA含量、SOD活性、Hcy水平以及CSS评分差异无统计学意义。治疗后治疗组MDA含量有明显下降，SOD活性明显增高，Hcy水平有下降趋势，治疗组CSS评分明显低于对照组，CSS评分与MDA含量、Hcy水平呈负相关，和SOD活性水平呈正相关。得出结论：在常规西药治疗的基础上，早期应用降黏抗栓片Ⅲ号，可有效降低Hcy水平和氧自由基，进而保护血管内皮细胞，促进受损神经细胞功能恢复。

三、重视药对及活血药物的科学应用

1. 在辨证选药时，重视药对的运用

中药的配伍已被临床研究明确证实其科学性。药物相须相使配对，可以增加相互协同效应，增强疗效；寒热互用可以调和阴阳；辛苦性味并用可以调节升降气机；补泄兼施可以虚实兼顾；相畏相杀配对可以减少药物副作用；还有药性相反配对治疗病机错杂的疾病。王老师临证常用药对有：天麻、钩藤针对肝阳上亢；半夏、生姜针对痰湿内蕴；痰湿较重者，可选用苍术、厚朴；川芎、赤芍、桃仁、红花是经典活血配伍；瘀血较重者可选用水蛭、地龙；黄芪、党参针对气虚；血虚常选用当归、川芎；荆芥、防风针对外感风寒。中药药对的使用，具有增强药效，协同作用，牵制作用，提高疗效，减轻毒副作用。常用的药对如下：

黄芪、白术：健脾益气，用于脾气虚弱证。

半夏、生姜：降逆温中止呕，用于痰湿寒邪中阻。

天麻、钩藤：平肝息风，用于肝阳上亢证。

桂枝、白芍：调营卫，和气血，用于营卫不和证。

柴胡、郁金：疏肝解郁，用于肝气郁结证。

地龙、僵蚕：息风解痉，用于头痛，癫痫及中风。

绞股蓝、夜交藤：补气养阴，养心安神，用于心脾气虚不寐证。

荆芥、防风：发散风寒，祛风胜湿，用于外感风寒证。

升麻、柴胡：升举脾气，用于中气下陷之证。

丁香、柿蒂：温中散寒，和胃降逆，用于卒中后呃逆。

桃仁、红花：破血行瘀，活血通络，用于血瘀证。

女贞子、枸杞子：滋补肝肾，用于肝肾阴虚之证。

2. 合理应用活血药物

血瘀是中风病发病的重要因素，其证贯穿中风病发生发展的整个过程，是各种中风病证发生的关键，在卒中的预防、治疗过程

中，缺血和出血的风险对抗血小板聚集及抗凝药物的选择和使用带来很大困难。而活血中药及其相互配对能够扬长避短发挥抗栓作用。因此活血化瘀是治疗中风病的关键。王老师特别指出，治疗中风病选用活血中药应该兼顾以下方面：

（1）活血当分寒热。寒可致瘀，热亦能致之。清代王清任《医林改错》云："血受寒则凝结成块，血受热则煎熬成块，血瘀则气滞，气滞则阳气不达。"肌肤失于温煦，可见麻木不仁，色紫暗，扪之不温，治疗当以温经通络；针对因热致瘀者，当须清热凉血。

（2）活血还需止血。活血药物被证明有抗血小板聚集，增加血液灌注等作用，可能会增加出血风险，对于特殊原因的中风，比如心源性大面积卒中，宜选择能活血止血的药物，比如三七，能够活血又能止血。

（3）活血需明辨虚实。引起血瘀的原因有虚实之别，有因气虚和阳虚不能行血温煦而致瘀，也有因实证破血妄行而致。若见肌肤消瘦、四肢酸痛、潮热心烦等，治疗当以滋阴活血，可用生地、当归、丹皮等；纯实无虚者，当活血破血，可选用的中药有乳香、没药、三棱、莪术等品。

（4）活血还需理气。气为血之帅，血为气之母，气行则血行，气滞则血瘀，气逆则血冲，气热则血妄行，气的作用失职，会导致瘀血形成。瘀血也对气的各种功能活动有着不同程度的影响，这便是气血互为因果治病的循环模式，血以载气，气停血亦停，活血定然治气，气滞者当理气，气虚则益气活血，故在活血治疗中，王老师多给予理气、补气之品。

四、主张从疏肝解郁调节昼夜节律治疗卒中后抑郁

近50年来，抑郁症的药物治疗主要以单胺能神经递质系统为靶点，这类抗抑郁药具有肯定的临床疗效，但也有无法回避的局限性，如起效较慢，破坏睡眠结构，扰乱生物节律，引起体重增加、

性功能异常等，阻碍了患者的长期治疗。生物节律紊乱是许多精神疾病的主要危险因素之一，可导致抑郁心境、日间疲乏、注意力集中困难、肌肉骨骼疼痛等症状。因此，昼夜节律功能的恢复逐渐成为抗抑郁治疗有效的一个标志，反之则可能高度预示着症状持续存在或早期复燃、复发。王老师认为疏肝理气能够调节昼夜节律达到解郁之功效。现将王宗仁老师对于郁病的经验及学术特点总结如下：

生物节律紊乱是许多精神疾病的主要危险因素之一，可导致抑郁心境、日间疲乏、注意力集中困难、肌肉骨骼疼痛等症状。因此，昼夜节律功能的恢复逐渐成为抗抑郁治疗有效的一个标志。中医学对昼夜节律性的认识概言为"天人相应"。人体一身之阳气与天之阳气有着同步的消长节律。《素问·生气通天论》曰："平旦人气生，日中而阳气隆，日西而阳气已虚，气门乃闭。"处于昼夜周期中的阶段不同，机体阴阳之气所占比重不同，其所主生理亦不同。肝应春，喜条达，主少阳生发之气。少阳乃阳气之始升，是人体一身阳气振奋、活跃的首要阶段。肝胆旺于子丑时，少阳之气自此时而升，人体周身的阳气随少阳之气升发渐由闭敛转为活跃，开始在白昼期间的日渐隆盛，至寅卯时肺大肠当令，主气肃降，肝胆升发之势渐衰，人体阳气渐由活跃转为闭敛，以备次日再次活跃，如此昼夜往复。赖于肝气之条达才有少阳之气的生发和一昼夜间阳气之始升。因此，肝气疏达有力是人体保持正常的昼夜节律的重要脏腑基础。基于此，王老师提出疏肝调律之法治疗抑郁。治疗原则以疏肝为核心分期加减。

在治疗抑郁症的临床经验总结中，王老师指出中医药介入抑郁症治疗以初期和后期为最佳时期，中医药治疗在这2个时期起关键性的作用。初起抑郁症或属阈值下抑郁患者主要表现为心境低落、自卑、悲伤、失眠、自责等，其社会功能、兴趣下降等症状不显。此时的抑郁症状展露并不完全，若按 CCMD-3 的抑郁症诊断标准，患者仅表现为情绪低落为主，只具有 1~2 项的诊断症状，还尚未达到 4 项标准，或病程小于 2 周。抑郁症的诊断在此时确诊并不成立，若仅靠抗抑郁西药治疗，此时患者的用药指征尚未达到，是否抗抑郁治疗，临床医生缺乏用药指导；如果给予抗抑郁西药治疗，通常首次服药的疗程均为半年，这时会加重患者经济和精神上的负担；但如果不予以抗抑郁西药治疗，可能会使抑郁症病情恶化，其危害的严重性也是不言而喻的。中医用药强调辨证论治，依据"方从法出，法随证治"的用药原则，给予患者积极的中医治疗以调理脏腑，补虚泻实，往往可达到未病先防，既病防变的效果，使抑郁在萌发状态中得到控制。然而，对于抑郁症状急恶化发展，或病情重者，结合中西医抑郁症治疗指南，抗抑郁治疗时必须予以足量足疗程的中药和西药。此时针对患者核心症状、残留症状及西药副反应给予中药辨证论治，达到协同抗抑郁的疗效。王老师经长期的临床实践，发现抑郁症患者中西药联合并应用中药抗抑郁起效的时间明显缩短，患者对西药的耐受性更加良好，同时使抑郁症得到较快缓减，疗程也有所缩短。从这个层面来讲，此时联合用药的疗效远远优于西药的疗效。王老师指出，针对抗抑郁药物治疗症状处于稳定的患者，后期的辨治中当加大中药的力度，若患者病情稳定，可予以中药丸剂或胶囊，以便长期服用巩固。通过中西药联合治疗，能较好地促进抗抑郁药物的平稳减量和极大地改善残留症状。通过中医整体调理、辨治，可有效地防止患者抑郁症的再次复发。

第三节　脾胃病临床经验总结

脾胃学说作为中医学体系的出色部分之一，源于《黄帝内经》，经历了张仲景的应用、李东垣的完善、叶天士的补充和后世医家的拓新和发展。它源远流长，历久弥坚，对于指导临床治疗影响深刻，临床疗效得到了验证和认可。随着近现代医家对脾胃理论有了更深的认识和更为广泛的探讨研究，众多医家认为脾胃学说是构成中医藏象学说的重要部分。脾胃为后天之本，仓廪之官，气血生化之源，气机之枢，在藏象学说中享有独特的地位。脾胃系统囊括了当代医学的消化系统，也涉及部分神经、内分泌、泌尿、运动等相关系统。王宗仁老师精研经旨，博采众长，深悟先贤之精髓，对脾胃理论、脾胃病和疑难病研究了数十寒暑，有自己独特的理论见解，积累了丰富的临床经验。他强调，临证中以治疗脾阳胃阴为主，亦勿忘于脾阴胃阳，识此知彼，统筹兼顾，勿失偏颇，才能攻无不克。现将其学术思想和临床经验归结如下：

一、以通为补重健运

王老师认为在古代，尤其是社会动荡、民不聊生的金元时期，脾胃病大多是因虚而受损。所以，李东垣提出的"内伤脾胃，百病由生"有其社会意义。但是在现代，人们丰衣足食，甚至过量食用那些肥甘厚腻之品，以及快节奏的生活和发达的交通，使人们大脑运动过度而缺乏体育锻炼。因此，脾胃因虚致损者少，而多是由于饮食积滞所导致的一些脾胃疾病，甚至还引发一些其他的疾病，临床上就不应该一味地进补，而是应该以通为补，健运脾胃。

王老师指出机体活动的形式重在于"通"，人体的五脏六腑、营卫气血、精血津液均藏泄有度，且以通为顺，只有这样人体才能维持阴阳平衡状态。朱丹溪云："气血冲和，万病不生，一有怫郁，诸病生焉，故人身诸病多生于郁。"郁，滞涩不通也，"不通"为人体发病的主要病因和病理基础。朱丹溪又云"气血不通，百病由生，气通血通，百病不生"，着重强调气血以通为用，重在"通"。王老师强调，与气血有密切关系的脏腑有肝脾。气机运行上，肝气左升，胃气右降，上下通达；脾胃同居中焦，为人体气机之枢纽，脾主运化升清，胃主受纳降浊；二者协同，使得水谷精微"洒陈于六腑而气至，和调于五脏而血生"。气为生命之本、人生三宝之一也。人体脏腑功能活动的基本形式为气机的运动变化，而气机的正常运行主要依赖于肝。肝主疏泄，对于脏腑及全身气机具有疏通条畅作用，使之通而不滞，散而不郁。因此，肝对气机疏通作用在个体的新陈代谢及生理功能的正常发挥中起着至关重要的作用。肝脾和调，才能维持机体通畅，生命不息。《杂病广要》云："肝气一郁，必下克脾胃，脾胃受克，则气不能畅。"肝脾不调，中焦枢机不利，气机运行失畅，上下壅遏，内外不通，诸病生也。王老师知名的观点是"诸病源于不通，治当求于通"。气属阳，形属阴，气从功能，形从结构，"通"法在于维持机体功能代谢旺盛，则形体结构才能生机蓬勃。肝气失疏则脾气失和，脾气失和则精气化生不足，所以维持脏气通达条畅，机体才能蓬勃旺盛。脾健肝条，肝疏脾运，以通为要，气机畅通，气血冲和，生源不竭，诸病得安。正如高士宗《素问直解》言："但通之之法，各有不同，调气以和血，调血以和气，通也；下逆者，使之上升，中结者，使之旁达，亦通也；虚者助之使通，寒者温之使通，无非通之之法也。若必以下泄为通，则妄矣。"

二、立足五脏，注重肝脾

肝脾的生理功能与病理变化在整个机体的生理机能与病理演变中占有重要的地位。王老师强调机体是否发病取决于人体元气，而脾胃为元气之本，这一观点的提出在李杲的《脾胃论》中得到论证和发挥；《脾胃论·脾胃虚实传变论》曰："脾胃之气既伤，而元气亦不能充，而诸病之所由生也""胃虚脏腑经络皆无所受气而俱病"。李杲结合《黄帝内经》理论及自身临床实践，提出"内伤脾胃，百病由生""脾胃虚则九窍不通"。脾胃对人体影响的重要性，为后世医家在临床应用脾胃学说并指导疾病治疗获益匪浅。王老师指出张元素、李杲强调脾胃的重要是以战乱的社会时代为背景，而当今依旧需重视脾胃是由于在现代大环境下，饮食失节、食时无常、劳逸失调、情志内伤依然是导致脾胃受损的重要病因，正如朱丹溪《格致余论》曰："因纵口味，五味之过，疾病蜂起。"

功能上，脾与胃联系密切，主要体现在水谷传化中的纳运相得，阴阳平衡中的燥湿相济，气机运行中的升降相因。脾为太阴湿土，属阴脏，脾阳健则能运化升清，胃为阳明燥土，属阳腑，胃阴足则能受纳腐熟。因此，王老师在临床诊疗中注重顾护胃阳与脾阴，病理上强调内外湿邪的形成。湿易困脾，制之以胃阳，脾得胃阳而不至于湿；燥易犯胃，制之以脾阴，胃得脾阴而不至于燥；二者相互协调，脾输布津液以润养胃，胃通降湿邪以除脾湿。简而言之，气机升降与水谷纳运的正常功能发挥依赖于脾胃阴阳的燥湿相济。与此同时，王老师进一步指出，脾与胃在阴阳划分中，虽然脾为阴脏，胃为阳腑，但在脾胃各自脏腑中还有阴阳可分。所以王老师强调，在临床脾胃疾病诊疗当中应明辨病位与阴阳，注重胃阳和脾阴的治疗，同时也不可仅停留于"胃喜润勿燥，脾喜燥勿湿"，而犯"虚虚实实"之戒。正如喻嘉言所说："脾胃者土也，土虽喜燥，然太燥则草木枯槁，土虽喜润，然太湿则草木湿烂，是以补脾滋润之剂，务在燥湿相宜，随证加减焉耳。"

脾为中土，脾脏有病与他脏不同，其病多无定体，临床中应锁住脾胃这个关键的同时，还需考虑他脏的"实"与"虚"。王老师指出：藏象学说中人体的整体观是五脏六腑与人身内外上下始终保持着密切联系；功能作用方面，它揭示脏腑的本质已远非人体解剖学的领域，而是与之紧密相关的生理与病理功能的综合概念。所以王老师认为中医所论肝与脾，已远非西医解剖学之肝与脾，而应是中医的肝系和脾系，而在这2个系统中，肝和胆、脾和胃，脏腑表里阴阳相合，在生理、病理中紧密相连，不可分割，对于指导临床诊疗有着重要意义。他认为历代医家在肝脏病变时对整个机体的影响认识是不容忽视的，肝脾一旦发病，病变多端，百病丛生，需谨严察之。如沈金鳌《杂病源流犀烛》有云："肝和则生气，发育万物，为诸脏之生化，若衰与亢，则能为诸脏之残贼。"李冠仙《知医必辨》中云："其他脏有病，不过自病，亦或延及别脏，乃病久生克失常所致。唯肝一病即延及他脏。"肝失调达易致多种病理演变。

《临证指南医案》亦云："盖肝者，将军之官，善干于它藏者也。"
《冯氏锦囊秘录》："肝者，干也，其性多动而少静，好干犯他脏
者也。"

肝为风木，内寄相火，应春生之气，与胆主持少阳生发之气。
王老师认为脏腑气化功能的正常发挥，方可保持机体的生机调畅，
然脏腑之气化功能的正常发挥，皆有赖于肝胆之气的气化鼓舞。肝
之余气化生胆汁，藏于胆。胆汁、胆气的生成有赖于肝主疏泄及藏
血的功能正常。相表里的肝胆协调合作，才能维持胆汁化生及藏泄
正常，辅助饮食水谷于脾胃中消化。胆属腑，以降为通，肝属脏，
以升为本，肝升胆降，协调气机，共疏中土。唐容川《医学见能》
曰："胆者，肝之腑，属木，主升清降浊，疏利中土。"王老师在临
床治疗中注重调畅情志，强调情志为病对机体影响巨大，病位与肝
胆密切相关。张景岳有云："易惊者必肝胆之不足者也。"《类经·
藏象类》曰："胆附于肝，相为表里。肝气虽强，非胆不断。肝胆相
济，勇敢乃成。"肝胆调畅情志的生理基础在于二者相互配合，同
司疏泄，调畅气机，同时情志为病首先多影响人体的气机变化。

三、溃疡病辨证论治与内镜诊断相结合

上消化道溃疡是临床中常见病与多发病。目前，西医认为发病
机制主要与胃酸分泌过盛、破坏胃黏膜防御及感染幽门螺旋杆菌有
关。近年来，虽然治疗溃疡的药物得到不断发展，其愈合率也已经
相当高，然而溃疡的复发问题仍未得到控制，其自然复发率每年可
高达80%。中医认为，此病多属胃痛范畴，其发病机制主要为中焦
虚寒，肝火犯胃，外邪客胃，饮食伤中。上述病机，可单独出现，
亦可同时合并出现，若合并出现则病因病机较为复杂。随着当代诊
疗技术的不断完善和发展，中医对疾病的认识也由传统的、功能的
脏腑辨证理论进入现代宏观形态与微观功能辨证相结合的阶段。

王宗仁老师在临床诊断中主张在中医辨证基础上结合现代内镜
检查，以明确溃疡的分期，并根据溃疡不同分期的类型和特点，选

择分期而治，病证结合，从而在辨证与镜检的诊疗一体化的过程中取得良好的治疗效果。通过内镜检查，可清晰地观察到胃、十二指肠溃疡的病变分期及黏膜病变演变，同时可进一步明确溃疡的预后。这是中医望诊的现代医学延伸，也需要循证医学进一步的支撑和论证。它对准确制定治疗原则、判断溃疡愈合质量以及预防溃疡复发均有十分重要的意义。针对活动期溃疡，治疗着重清解，即清热、利湿、泻火、疏肝、理气，使得火清、湿除、热退、肝疏、气顺，以促进溃疡向愈合恢复发展；愈合期溃疡，注重运脾化湿，补中寓清，以减少疤痕、局部畸形甚至憩室形成，提高溃疡愈合的效果；而在疤痕期，重在健运脾气，以增强机体免疫力，预防溃疡的复发。

四、治脾胃病用药特点

1. 注重调和气血

针对脾胃病证的治疗，王老师认为："凡治脾胃，除明辨阴阳、损实益虚、寒热平调外，尚需注重调气和血。"经曰"阳明多气多血，太阴多气少血"，乃知与胃家、血分关系密切。脾足太阴经之脉，虽云少血，但多气，乃脾脏实现统血之功，故与血分密切相关。然则，医者之失在于治脾胃而不知调和气血也。简而言之，五脏六腑均有调气治血之事，却各有轻重不同。气血之病重在心肝二脏，次言及脾，至于肺肾，不言亦无大碍。若论五脏之调气与调血，则有轻重先后之异：心，重在调血，次言调气，先血而后气；肝，气血互用，轻重难分，血气并调，不论先后；脾胃，重调气，次言调血，和气为主，先气而后血。调理气血在肝脾两脏侧重不同，脾胃病多虚，土壅木郁，肝胃失和，气血失调，治疗时重在和胃气、疏肝气，统筹调血。凡因肝气失疏，日久成郁，木旺乘土，横逆犯胃，致胃气上逆，且肝郁日久易化火伤阴，最终导致瘀血内结，首先当疏肝理气，其次兼顾和胃降气，活血化瘀。王老师在治疗脾胃瘀证时，遣方用药注重区分脾胃虚滞所致气滞血瘀与肝郁犯胃所致瘀阻胃络。在脾胃瘀证中，由脾胃虚滞所致时，治疗以和胃气为先，疏肝气为次，兼以和血。

案例1. 患者李某，男，62岁，既往有胃溃疡病史，现苦于脘痛泛酸，舌淡胖，有齿痕，苔白腻，脉沉而软，左寸脉滑。辨证为湿浊内生，气滞于中，肝木犯脾。处方：法半夏12g，川连6g，黄芩10g，五倍子12g，白芍30g，木香10g，砂仁（后下）8g，香附10g，良姜10g，元胡12g，草豆蔻8g，炒白术20g，肉桂15g，琥珀12g，乌贼骨30g，吴茱萸10g，煅瓦楞子30g，良姜20g。免煎颗粒剂，每日1剂，2次/d，饭后半小时服用。

按语：本证因脾虚失运，湿浊内生，气机壅滞，肝木犯脾，日久则气滞血瘀，故见脘痛泛酸。方中以法半夏、黄芩、黄连辛苦并用，调畅气机，以燥湿消痞；砂仁、草豆蔻、肉桂温阳化湿行气；木香、白芍、香附疏肝柔肝，理气敛阴；良姜、元胡温中止痛；白术运脾燥湿；五倍子、乌贼骨、煅瓦楞子、琥珀止血祛瘀；联合左金丸（黄连、吴茱萸）制酸止痛，药剂直达病所。全方以和胃化滞，祛湿行气为重，辅以祛瘀活血，制酸止痛。辛散、苦降、酸收共用，以畅中焦气机为本，兼以治血。治疗由肝郁犯胃所致胃络瘀阻的胃痛时，偏于疏肝行气，理气和胃，佐以活血祛瘀。

案例2. 患者刘氏，女，48岁，胃脘痛，空腹、夜间时痛甚，半月前遇事而致情绪不畅，出现饭后胃灼热泛酸，自服胃药，胃灼热泛酸止，自感周身不适。舌暗红，脉滑细，尺部沉。辨证为肝气郁滞，横逆犯胃，胃络瘀阻。处方：柴胡12g，橘叶8g，炒白术15g，香附10g，砂仁（后下）12g，黄芩10g，炮姜12g，川连6g，元胡10g，五倍子12g，旋覆花10g，茜草10g，乌贼骨20g。

按语：本证因肝气犯胃，气滞不行，胃络瘀阻。王老师遣方用药意在：柴胡、橘叶，疏肝行气；元胡、香附、白术、砂仁，行气止痛，调中和胃；黄芩、川连、炮姜，寒温同用，配旋覆花以调胃气；茜草、乌贼骨、五倍子制酸止痛，活血消瘀。全方以调畅气机为主，疏肝气，和胃气，通畅中焦，理气止痛。有学者认为中焦气滞、血瘀、食积、痰凝、湿阻、火郁多为肝脾失和所致，治疗倡导调肝为主；亦有学者认为，因于寒、食所致胃脘痛，均责之于气，遣方用药倡导理气。王老师则提出气血同病理论，在复杂脾胃病治疗时，应调气为主，具体包括理肝气，和胃气，使气行血行，同时佐以活血祛瘀，制酸止痛。

2. 升降气机，借重枳术丸

王老师指出脾胃病的根本病机在于气机升降失常，治疗上强调升脾气、降胃气并调。临床常用枳术汤，易枳实为枳壳，方中白术健运脾气，枳壳和降胃浊，二药互相为用，调其枢机以升清降浊。根据疾病的新久、虚实，枳壳、白术用量各有偏重，同时王老师尤为强调白术用量宜大于枳壳，通常白术量为枳壳的 2 倍，甚则更多。若和降胃气多加厚朴、香橼、香附等理气药物，枳壳用量不变。针对脾气虚，不只限于白术，常以太子参、黄芪等药助之。遣药兼顾护胃气与运脾气，如此，使得升中寓降，降中寓升，达到补而不积滞，消而不伤正之功。

枳术丸配伍在王老师组方中使用频次高。究其所依，曰："《黄帝内经》云：肝生于左，肺藏于右，心部于表，肾治于里，脾为之使，胃为之市。"所谓使者，诸脏御升精微在于脾通；市者，纳水谷、降浊气在于胃。二者相协，纳化得运，升清降浊，弥散中焦。是故滞碍于升降出入，此皆关乎肝肺，但总属脾胃枢机不利。若治之，运脾以白术为重，调胃以枳壳为助。医家创枳术丸以治虚、食、痞病而设。脾升胃降作为全身气机运动之枢，脾气宜升则顺，胃气宜降则和，升降相因。如若脾胃升降失常，清阳之气不布，水谷之精不输，糟粕浊气无以外出。若脾失升举，胃失通降，皆可致中焦气机升降失常。临床中脾气不升，可见头晕、心悸气短、泄泻，甚则脱肛；胃气上逆，可见呕吐、恶心、呃逆，气机升降失常可致脘腹痞塞，胀痛不适，或见痰凝气滞之证。调畅气机，升降相宜是治疗脾胃病证的关键。若论调畅升降气机之治，有治肝、肺、脾胃之异，王老师借枳术丸，彰显脾气为畅全身气机之总要，同时亦不忘肝肺之治。

在治疗中气亏虚、气虚下陷之证时，王老师常投大剂量人参、西洋参、黄芪等药物以大补元气，投小剂量柴胡、升麻以升举阳气。基于这些常法之上，又兼顾胃气，胃以通为用，以降为顺、为补。气滞者，加香附、木香、枳壳等以和中降气；夹湿热者，加草豆蔻、砂仁、黄芩以清热化湿醒脾；食积者，加焦三仙以消食。

案例 3. 患者邹氏，男，47 岁，头晕，血压低，脉沉软，舌淡暗，边有齿痕，苔白略腻。辨证：中气亏虚，气虚下陷。遣方用药如下：人参 20g，生黄芪 50g，西洋参 30g，炒白术 15g，柴胡 5g，升麻 5g，高良姜 10g，砂仁 10g，香附 12g，黄芩 10g，乌贼骨 20g。该证以中气亏虚，气虚下陷而致。脾胃乃后天之本，气血化源之所，今脾胃亏损，气血化运失常，上无以奉养心脉，水谷清气无以上供于脑，脑络失濡，故见眩晕。人参、西洋参重补心气，益脾气；黄芪，味甘性温，善于升补，与白术相和，健运脾气，以大队补气药消因固本；柴胡、升麻以升举阳气，升提下陷中气，结合舌脉症，乃知中焦虚实夹杂；良姜、香附、黄芩、砂仁以温阳行气，化湿醒脾；乌贼骨以敛酸。王老师在治疗胃气上逆所致呃逆时，重以降顺胃气，兼用白术健运脾气，使脾升胃降，清浊各行其道，调升降以纠太过与不及。

案例 4. 患者郑氏，女，39 岁，呃逆，食少，二便尚可，舌质红，舌面有尖刺，边有齿印，苔薄白，脉弦细，尺略沉。辨证为饮食伤胃，胃失和降。遣方用药如下：姜半夏 12g，陈皮 12g，生白术 20g，厚朴 15g，枳壳 10g，丁香 5g，木香 10g，良姜 8g，银花 10g，黄芩 10g，焦三仙 20g。本案例因饮食积滞，损伤脾胃，气机升降失常所致呃逆。投焦三仙以消食和胃，清中焦有形食滞；姜半夏降逆止呕，陈皮理气和中，配白术健脾益气；厚朴、木香、枳壳宽中下气；良姜、丁香温中降逆除呃；黄芩味苦性寒，清食积所化之热；银花以疏散郁火。全方立法以调理脾胃气机升降为主，胃以降为顺，选降逆药为主以畅气机，兼顾祛除积热，使呃逆自止。

3. 中正平和，善用风药

"治中焦如衡，非平不安。"王宗仁老师在慢性胃病治疗中，方药常在 12～16 味，选药多性平柔和，配合佐制以纠偏性药物，同时用量适中，总守轻灵以平为度。必要时配合少量风药为助，味辛质轻，以平升降，调阴阳。同时注重慢性胃病的疗程和病理特点，告知病人坚持足够疗程，勿中途停药，以根治疾病。王老师指出，风药是指味单薄、性升浮，多可发表散邪、调和营卫，用于治疗表证的一类药，如防风、升麻、柴胡、羌活、荆芥、白芍、苏叶、桂枝、葛根、白芷等。风药既可祛外感风邪，又可借风药辛散之性，发挥疏肝解郁、发散郁火、化滞醒脾、除湿升阳、举陷固脱之效，临床对于肝胆脾胃病的治疗，疗效显著。

（1）风药能疏肝理气。疏肝理气作为治疗脾胃系疾病的治法，通过条达肝气而调节脾胃升降气机正常运行。肝属风木之脏，主疏泄，喜条达。脾胃居中土，木可疏土，又可制土。疏则肝脾调和，脾胃健运；制则肝脾不和，脾胃失运。故张仲景有云："见肝之病，知肝传脾。"人体气机升降之枢纽在脾胃，脾病土贫，土壅木郁，木郁土滞，则肝脾同病。治宜疏肝健脾，条木疏土。故李东垣在治疗木横克土、肝脾同病中常配伍风药，以疏肝理气。如治疗肝旺脾虚之泄泻名方——痛泻要方，用防风意在疏肝抑木升清，同时助陈皮、白术燥湿运脾，再加芍药以柔肝缓急止痛，一药多用，促使气机通调，肝脾和调，痛泻自止。再言逍遥散中选用辛散之性之柴胡、生姜、薄荷，以条达肝郁，疏肝理脾。

（2）风药能发散郁火。脾胃枢机不利，中焦气郁化火，多为脾胃系疾病的常见病理变化之一。王老师临证指出，论火之治，不外乎三法，临证视其之性，实火宜折宜清，虚火宜补宜降，郁火宜发宜散。

湿邪外感，七情内伤，饮食劳倦，易伤脾胃，致中焦枢机不利，常郁而化火。郁火之治，宜调和脾胃，因势利导，复其升降，使其发而散之。如泻黄散治疗脾胃伏火，方中选用石膏、栀子清上泻下，配用防风、藿香发散脾中伏火，四药协同，发挥升、散、清、降之用，使伏积之火升散、清降而解，兼护脾胃之阳，配伍严密得当。再如清胃散治疗胃火牙痛，方中用升麻、黄连相配，降上升之火，散内郁之热。黄连得升麻，清泻而无寒凉之虞，升麻得黄连，发散而无升炎之弊，二者相反相成，使伏火得清得散，恰到好处。

（3）风药能除湿升阳。经曰"风能胜湿""燥能胜湿"。风药多辛燥，可疏风、发散水气、燥湿，用之除湿。湿盛则易困脾阳，脾运失司，则湿浊内生。脾病与湿邪互为因果，二者相互影响，易向恶性循环发展。因此，治疗时需以除已生之湿患为主，兼以健脾。湿除则脾困解，脾运复健则水湿除，病乃愈。王宗仁老师在治疗脾胃病时应用风药除湿升阳，并且已熟练于心，手到病除。临证首倡风药有防风、藿香、芥穗、佩兰、葛根、苏叶、苍术、桂枝。

（4）风药能升阳举陷。李东垣遵《黄帝内经》"陷者举之"之治则，遣方用药十分注重升发脾胃清阳，故首创名方——补中益气汤。方中用黄芪、白术、人参、炙甘草等甘温之药，益气补中，配升提之品，如升麻、柴胡以升清阳、举固脱，开创了在治疗中气下陷之证用升举清阳药与甘温补气药相配之先河。在调中益气汤等升阳益气诸方中，李东垣还配风药以引元气上升，以治清阳下陷之证，具体用药如柴胡、防风、升麻、羌活、独活之类。王老师参衷李东垣风药用意，归纳为在脾胃系中脾气得升，谷气得运，元气才能充沛，脏腑强健，生机活力富有；相反，脾气不升，谷气失运，元气失充，脏腑虚弱，清阳下陷，脏器脱垂，生机活力皆无。故治以补脾益气，配以升阳举陷之风药，谨守病机，疗效显著。

第四节　肾病临床经验总结

王宗仁老师从医 50 余载，善于运用《黄帝内经》中的整体观念、精气学说、阴阳五行等哲学思想辨证论治肾脏疾病，病种涉及肾病综合征、慢性肾小球肾炎、慢性肾功能衰竭、糖尿病肾病、狼疮性肾炎、IgA肾病、膜性肾病、紫癜性肾炎、急性肾盂肾炎、慢性肾盂肾炎、慢性间质性肾炎等诸多疾病。在剖析病因方面，综合考虑外在环境、患者情志、饮食宜忌等诸多因素。在治疗中重视扶正祛邪，保护肾气，维护肾元，平衡阴阳，治肾不拘泥于肾，强调从五脏整体辨治。尤其注重五脏之间的相互关系，根据疾病的特点及患者的临床表现，从肺、脾、肾、肝、心着手，针对不同病症的特点进行四诊采集，四诊合参，从而确定病因病机，选择治疗原则、药物和方剂。此外，王老师还参考、借鉴现代医学的肾脏疾病检查方法，如尿常规、肝功能、肾功能、肾脏病理等理化指标，坚持"兼收并蓄"的科学态度，在中西医结合诊治肾脏疾病方面形成了自己的经验，现将他的学术主张、诊疗思路总结如下：

一、强调六经辨证与多种肾脏疾病的辨治关系

六经辨证是张仲景对《黄帝内经》理论的继承和发展，适应面较广，具有明显的中医特色。清代柯琴即曰："仲景之六经，为百病立法，不专为伤寒一科，伤寒杂病，治无二理，咸归六经节制。"俞根初亦曰："以六经钤百病。"当代伤寒学家刘渡舟教授、陈亦人教授等运用六经辨证方法论治各种疾病，均取得满意效果。

《伤寒论》之六经辨证的目的，首先是辨病之所在，即辨"病所"，其次是辨疾病的性质，即辨"病性"，临证中两者必须紧密联系，综合运用。《伤寒论》之六经辨证，可广泛适用于各种疾病，肾脏疾病亦然。

王老师认为各种肾脏疾病在病变过程中，多按六经传变，其发病机理多在六经病理之范畴，其证候表现不越六经之规范，较符合六经辨证。就病理及临床表现而言，太阳病期为疾病的初期，属营卫失和，邪正相争之阶段，其突出表现为发热恶寒，头项强痛，脉浮；若病邪进一步入里，可产生太阳蓄水之证。许多肾脏疾病之急

性期或慢性肾病之急性发作期，多因外邪侵袭，正邪相争于肌表，从而产生发热、恶寒、脉浮等表现，与之相符。阳明病期，以阳气偏盛，津液偏乏为特征，其突出的病理变化为"胃家实"，类似朱丹溪所说的"遍身水肿，烦渴，小便赤涩，大便闭，此属阳水"之象。从临床角度分析，多种肾脏疾病皆可产生上述变化。少阳病期，以少阳经脉及胆和三焦之功能失常为特征，以少阳枢机不利，胆火内郁，邪正相争，水道欠畅为病理要点，对照肾脏疾病，多见于外感期或慢性肾炎急性发作期以及慢性过程的后期。太阴病期，乃是太阴经脉以及与之相应的脾与肺，此二脏，一为水之上源，主通调水道，一为后天之本，气血生化之源，主运化水湿，以脾肺虚寒、水湿内停为基本病理变化。少阴为心肾二脏，为一身阳气之本，病至少阴，依体质不同，而有寒化、热化之异。厥阴病期，以动风、寒热错杂为特征，观各种肾脏疾病之后期，由于肾功能不全，体内代谢产物的蓄积，正气进一步衰弱，即可反映出寒热错杂、虚实互见之特征等，亦完全符合六经辨证。在论治规律上，六经辨证论治所反映的乃是辨病治疗与辨证治疗相结合，是针对疾病总的病因病机及某一阶段的病位、病因、病机进行诊断施治的综合性规律和方法，它对于肾脏疾病的治疗，既有针对性，又具灵活性。因此，王老师认为在多种肾脏疾病的治疗中，以六经辨证为纲领，结合疾病的发病与演变，才能做到准确辨证，正确制定治法方药，提高临床疗效。这是对《伤寒论》以及六经辨证的现代发展，影响深远，值得我们进一步继承发扬。

二、重视现代医学理化指标与中医辨证论治的联系

肾脏疾病在发病过程中，部分患者临床症状轻微，甚或无症状，仅表现为理化检验指标异常，运用传统的辨证颇感困难。比如血尿，包括肉眼血尿及镜下血尿，是各种肾脏疾病最常见的临床表现，个别患者仅以血尿为主诉，毫无其他症状可言。王老师认为，

血尿的发生，多与血虚有热、瘀血阻络有关，因此在治疗上以养血活血，清热止血为主。各种肾脏疾病的后期，往往伴随着肾功能不全，血尿素氮、肌酐升高，原则上应重视辨证论治，当全身情况和症状改善后，肾功能亦往往随之好转。但对于出现尿毒症的患者，可酌情配合应用益肾降浊，活血化瘀的中药保留灌肠。经临床观察及动物实验验证，上述方法具有降低血尿素氮、血肌酐，提高血红蛋白、二氧化碳结合力，改善酸碱代谢紊乱，减轻尿毒症毒素对肾脏损害的作用，对慢性肾功能不全有确切疗效。

现代医学对各种肾脏病发病机理的认识较为深入。王老师借鉴西医知识，将其融入临床治疗中，在辨证用药的前提下，灵活运用辨病用药。如慢性肾炎的发生与细菌、病毒的侵入有密切关系，细菌、病毒作为抗原作用于机体免疫系统形成抗体，抗原、抗体结合形成免疫复合物沉积于肾小球，激活补体系统而导致肾炎的发生，而感染、炎症等，均可视为"热毒"。王老师据此常在辨证用药的前提下加入金银花、连翘、重楼、炒黄芩、炒山栀、紫花地丁、蒲公英等清热解毒之品。慢性肾脏病由于长期大量蛋白漏出，以致加重了肾小管重吸收的负担，造成肾小管损伤，尿液检测可发现患者尿 β_2 - MG 含量增加；同时，肾小管的损伤，可致尿液浓缩功能降低，临床表现为夜尿增多。王老师对此常在方中加用菟丝子，临床疗效证明其能明显改善患者夜尿之症。菟丝子味辛、甘，性平，入肝、肾经，阴阳双补，益阴而不腻，温阳而不燥。《医级》中的固真丹方用菟丝子配莲须、芡实、茯苓等治疗肾气亏虚、膀胱不约之小便频多。此外，临床观察发现，部分肾脏病呈现隐匿性，临床表现不明显，甚则全无症状可言，对于中医而言属于"无证"可辨，因而常常难以遣方用药。在这种情况下，王老师常根据病理类型、理化指标配方选药。如系膜增殖性肾小球肾炎、IgA 肾病多表现为气阴两虚兼血瘀证，王老师善用益气养阴之品如生地黄、枸杞子、制何首乌、山茱萸、生黄芪、太子参、炒山药等配合丹参、赤芍、地龙等活血药治疗，每获奇效。

三、"益气活血"法在肾病中的应用

气虚是肾脏疾病中最常见的证候类型，常以肺肾气虚、脾肾气虚、肺脾气虚甚或肺脾肾俱虚之证出现，王老师临证善从健脾益气入手。他认为，脾为气血生化之源，脾气亏虚，运化失司，则脏腑百骸受气无源，必致正虚于内，百病变化而生。补气健脾则中土健运，诸气生化不息。但在对肾脏疾病气虚证的治疗中，王老师多用甘平之品，而慎用温补之品。《黄帝内经》云："形不足者，温之以气。"气虚证虽是主要表现，但同时亦有邪实内蕴的一面，温补恐有助邪之弊，治用甘平之剂，则补而不腻，可达清补之效。此外，王老师临证中注意标本兼顾，随证加减用药。肾病多本虚标实，多以脾肾亏虚为本，水湿、湿热、血瘀、痰浊为标，以补气健脾为基本治法，并根据不同标证酌加相应药物，以扶正祛邪。常用治标之法有渗利水湿法、清利湿热法、化浊和胃法。

"气为血之帅"，素体气虚，或久病不愈，湿热之邪累损于气，致气虚推动无力，血凝为瘀；血水同源，瘀血不去，水渗脉外溢于肌肤，则水肿内生，持久不退；瘀血阻络血渗脉外，则见血尿经久不消；瘀阻脾肾气机，脾失统摄，肾失封藏，则精微不固，下流为蛋白尿，反复难愈。王老师从大量的临床实践中认识到，瘀血是导致肾脏疾病发生发展不可忽视的因素，瘀血形成之后，可影响整个病程的转归，使肾病迁延不愈。"血不利则为水"，瘀血又能阻碍肾脏的气化，使体内水液代谢失常，从而进一步加重病情。因此，从临床实践来看，能否恰当地选用活血化瘀药物，直接影响着治疗的效果。故王老师在辨证论治的基础上常酌情佐用活血化瘀之药，对于瘀血证候突出的患者，常以活血化瘀为主，实践证明，确能提高疗效。

王老师主张"气血相关"理论，认为"气行则血行，气虚则血瘀"。《素问·调经论》曰："五脏之道，皆出于经隧，以行血气，血气不和，百病乃变化而生……"认为疾病的发生源于气血的病

变，气血失和是疾病产生的根本原因，在治疗上应以调和气血为基本原则。气为血帅，调气活血重在补气，气旺则血活。因此治疗上重在补气，对气虚血瘀证以补气为主，兼以行气活血，使气充血润，气旺血行，则瘀血得化，经络得通。周身之气通而不滞，血活而不瘀，气通血活，何患疾病不除。

王老师在应用补气活血法治疗肾脏疾病时，主张扶正祛邪，防治并重。慢性肾病病程漫长，多属本虚标实之证，治疗时当以扶正祛邪为基本原则。根据慢性肾病的基本病机，提出扶正当以益气为先导，祛邪当以活血化瘀为基础。因肾为先天之根，脾为后天之本，而气为肺之所主，故益气当以健脾补肾益肺为主。正气不足，邪气外乘或内生，外邪多以风邪居多，常挟寒、挟热，乃慢性肾病病情复发和加重的重要因素；内邪多归瘀、热、浊、湿、痰，由于久病入络、久病多瘀、气虚运行无力则血易瘀滞，故血瘀可贯穿于慢性肾病的各证型和病变阶段，在血瘀证的基础上又可出现挟湿、挟热、挟痰、挟浊之证。因此，慢性肾病的辨证论治需遵循"补气活血"的中心思路，多以补气健脾，活血化瘀为治疗大法。

四、应用"久病多虚，久病多瘀"的辨治方法

王老师认为，慢性肾病早期积极采用中医药疗法进行干预，对于保护肾功能、延长残存肾单位寿命、提高患者生活质量具有重要的意义。临床可见，一部分慢性肾病患者，在疾病迁延过程中，表现出肺脾肾气虚的证候。因此，运用补气药治疗是对这类患者非常重要的治法。益气升阳、益气化湿、益气固表及益气摄精之法，对不同患者，或对同一患者所处疾病的不同阶段，均可择宜运用。黄芪是重要的补益药，《神农本草经》中记载："黄芪，味甘微温。主痈疽，久败疮，排脓止痛，大风癞疾，五痔，鼠瘘，补虚，小儿百病。"张元素论黄芪："气薄味厚，可升可降，阴中阳也。入手足太阴气分，又入手少阳、足少阴命门。"中医以黄芪治疗虚损性病症一直沿用至今。王老师认为，慢性肾病补气者首选黄芪，生黄芪较

之参类（如生晒参、红参、西洋参、太子参、党参）更具有升提、固表、摄精、补气、托毒、利尿的作用。参类肉厚质韧，益精微而补心肺脾，可鼓舞正气从内达表而抗邪外出。慢性肾病（如慢性肾炎、肾功能不全）患者，脾肾气化不足，肝肾精血亏损，虚阳不能潜降，痰浊瘀血内停。较之诸多其他补气药，生黄芪能补上、中、下三焦之气，配合填肾精、助脾运的药物，能使肾气从下焦而达卫表，起到补气、固表、摄精的作用。此外，王老师还总结出轻用升压，重用降压，能上能下，可达全身，补益三焦，固密卫气，补而兼通，性不壅腻是黄芪在慢性肾脏疾病中的药性特点。临证中，黄芪还可随症配伍。黄芪配伍附子、干姜，则益气而升阳，温阳而化水。慢性肾病患者如出现阳虚水停之证，症见浮肿，小便少，心悸，尿蛋白持续升高，舌胖，苔水滑，脉沉迟者，须在补益正气之同时，运用温阳散寒、助气化之药。黄芪配伍苍术、白术、杜仲，则益气而化湿。慢性肾病患者如出现气虚湿困之证，症见气短乏力，四肢困倦，大便稀塘或黏腻不爽，小便浑浊或泡沫增多，舌胖，苔白黄腻或润，脉沉滑或濡者，须益气而化湿。黄芪配伍山茱萸、生龙骨、生牡蛎，则益气而摄精，敛精不留邪。在慢性肾脏疾病的发展过程中，脾肾气化不足，肝肾精血亏损，虚阳不能潜降，痰浊瘀血内停，是其基本病理特点。且脾肾益虚，痰浊益甚，饮食精微不能转输化赤为血变精，故精血益损，虚阳更升。治以补益精血，秘藏真元，条达气血，则能改善患者的疾病状态，对控制和延缓疾病的发展是十分有利的。

肾为先天之本，内藏元阴元阳，对人体的生长、发育及维持体液平衡等起着重要作用。王老师在临床工作中注意到，肾脏疾病多有瘀血现象，其病机复杂，病程较长，反复难愈。中医从症状、体征以及舌苔、脉象等方面可以明确诊断，即使某些患者无明显瘀血表现，但据"久病多瘀"亦可从瘀论治。查肾脏疾病瘀血的产生，往往缘于气虚（气虚血滞而瘀）、阳虚（阳虚寒凝而瘀）、阴虚（阴虚血热而瘀）等所致。此类疾病患者的血液状态从微观角度分析,以浓、黏、凝、聚为基本特征,是导致肾脏疾病瘀血的微观基础。丹参性寒,味苦,可活血化瘀,凉血消肿,清心除烦。现代药理研究证实,丹参具有活血化瘀之功效,其治疗肾脏疾病的药物作用有改善微循环障碍、抗凝血、抑制或减弱肾脏变态反应性炎症损伤、改善代谢、调节免疫功能、利尿、消除蛋白尿等。因此,王老师在临床中常常应用此药,收得良效。

第五节 皮肤病临床经验总结

王宗仁老师常用的益气活血法除应用于内科常见病外,在皮肤病的应用中也显示出良好的疗效,现将其经验总结如下:

一、擅用益气活血化瘀大法治疗皮肤病

1. 活血化瘀,养血祛风

王老师认为,皮肤病同样存在"久病多瘀,久病多虚"的问题,患者久病多有津血亏耗,血虚风燥,多伴有气虚血瘀之证,故以养血祛风,活血化瘀为治疗原则,常用药物有黄芪、当归、白芍、防风等养血祛风之品,用以上诸药可以扶助正气,同时配合丹参、川芎、葛根等活血化瘀之药,及时化瘀,祛邪外出,防止"闭门留寇"。其中川芎能上行头目,祛风止痛,活血行气。《本草汇言》曰:"川芎,上行头目,下调经水,中开郁结,血中气药,尝为当归所使,非第治血有功,而治气亦神验也。"

2. 活血化瘀,通络止痛

很多皮肤病至后期,多伴有余邪未清,应以活血化瘀,通络止痛为治疗原则。可用醋香附、川芎、川楝子、郁金等疏肝理气,化瘀止痛之药物,并应用延胡索、葛根、白芍等养阴清热、活血止痛之品,诸药合用可以通络止痛,使邪祛正安,从而达到经络疏通、脏腑调畅、气血充盈、阴阳平衡之效果。

二、注重皮肤护理及调理善后

王老师经常嘱咐患者剪短指甲，避免搔抓、摩擦，保持皮损局部的干燥和清洁。同时他认为心理治疗也非常重要。《素问·阴阳应象大论》有"怒伤肝""喜伤心""思伤脾""忧伤肺""恐伤肾"之说。临床上患者的不同情志对疾病有不同程度的影响。有的患者经常心情不好，常生气而出现胸闷气短，心悸烦躁，失眠多梦，嗳气不畅，心前区及胁肋部位疼痛等症状，"怒伤肝"则肝气郁滞，不通则痛，导致疼痛难忍，彻夜不眠。所以王老师常教导我们，应与患者加强沟通，消除不良情绪对疾病的影响，做好健康指导，讲明情绪与疾病的关系，使患者心情舒畅，树立治疗疾病的信心，这样有利于疾病的早日康复。

三、强调"预防大于治疗"

王老师非常注重患者日常生活的调摄和饮食。例如黄褐斑的患者生活中一定要注意以下几点：生活中应注意少吃辛辣及刺激性食物，尽量避免日光照射，加强皮肤保湿和防晒，戒掉不良习惯，如抽烟、喝酒、熬夜、烦躁易怒、生活作息紊乱等，此外还需多喝水、多吃新鲜蔬菜和水果。应嘱咐患者饮食中注意多饮用薏米红豆粥、百合山药粥、南瓜小米粥等，长期食疗可达到除湿、化瘀、健脾、美白的作用。对于痤疮的患者嘱其饮食中少食辛辣刺激油腻的食物，少食甜食。还应注意忌用成分复杂的护肤品及不安全的化妆品及含激素成分的软膏和药物，禁用手指挤捏及挑破面部丘疹、粉刺、脓疱，以防遗留痘印及瘢痕。尤其要保证良好的心态和充足的睡眠，这些日常生活注意事项都有助于痤疮的治疗和预防复发。

精神创伤、情绪紧张、神经衰弱、失眠多梦等精神因素是很多皮肤病发病的诱因或加重的原因，因此嘱患者平时要保持精神愉快、心理健康，锻炼身体，以调节神经功能，加强和改善皮肤的新陈代谢，增强抗病能力。对患者的健康指导是非常重要的。例如与脱发患者沟通时，嘱其平日多注意做头皮运动，热敷、穴位按摩，使皮肤充血，促进毛发生长。如果头发已生，要加强头发护理，不用碱性强的肥皂洗发，少用电吹风吹烫头发。同时还要注意休息，劳逸结合，加强锻炼，保证生活规律，提高机体抵抗力。如久治不愈，可先戴假发，减轻心理负担，以利于治疗。由此可见，日常生活饮食起居的调摄对于预防及治疗疾病是多么的重要。

第六节　疑难杂病临床经验总结

　　王宗仁老师数十年来治愈疑难杂病无数，病种涉及广泛，包括顽固性失眠、精神神经功能障碍、糖尿病周围神经病变、类风湿性关节炎、恶性心律失常、恶性肿瘤、内伤发热、自汗病等诸多疾病，临床分型各不相同。在疑难杂病的治疗中老师强调个体化治疗，不主张拘泥于一方、一剂的加减，强调针对不同疾病进行详细的临床四诊采集，四诊合参，认真辨析分型，辨证论治，同时强调人体自身及人与自然、社会的整体性，自然环境的改变及社会生活的影响会对疾病的发生、发展起到不可忽视的作用，同时人体自身的基础体质也在一定程度上影响着疾病的预后，一个机体内存在的多种疾病之间也会相互影响，故将人体视为一个在自然、社会中生存的有机整体，重视"天人合一"的重要性，对预防和治疗疾病具有积极的意义。现将王宗仁老师对疑难杂病治疗的临床经验归纳、总结如下：

一、重视"气"的作用及气机运动"归圆"

　　王老师认为"人秉造化阴阳圆运动之大气以有生"，故人体的疾病多发于"气"病，用天人合一、取类比象的方法认为人体之气的升降出入与自然界大气的运动息息相关，那么圆运动涵盖天地阴阳之道，是故人体生命阴阳之运动亦为圆运动。"肝升肺降"为圆运动之枢机，中焦脾胃为圆运动之轮轴。若人体气机运动"圆"则说明人体气血调达，生生不息，若某一生理功能失调使运动无力、太过或病理产物使运动受阻，皆可导致气的运动不"圆"，运动圆，则五行融合，只见中和，运动不圆，五行中一行偏见，失之中和，则发生疾病。

清代著名医家黄元御在其撰写的论著《四圣心源·太阴湿土论》中云："太阴主升，己土升则癸水与乙木皆升，土之所以升者，脾阳之发生也。阳虚则土湿而不升，己土不升，则水木陷矣。火金在上，水木在下，火金降于戊土，水木升于己土，戊土不降，则火金上逆，己土不升，则水木下陷，其原总由于湿盛也。"其《四圣心源》亦云："脾为己土，以太阴而主升，胃为戊土，以阳明而主降，升降之权，则在阴阳之交，是谓中气。……脾升则肾肝亦升，故水木不郁；胃降则心肺亦降，故金火不滞。火降则水不下寒，水升则火不上热。平人下温而上清者，以中气之善运也。"黄元御同时阐述了人体圆运动的规律和人体圆运动的方式。《圆运动的古中医学》一书中指出："人与自然相应，自然界四季气的升、降、浮、沉运动对应着人体气机的升、降、浮、沉运动，故说宇宙大气热的降、沉、升、浮，即是说人身热的降、沉、升、浮。"降者，夏时太阳射到地面的热，降入土中也。沉者，降入土中的热沉入土下之水中也。升者，沉入水中的热升出土上也。浮者，升出土上的热又与夏时太阳射到地面的热，同浮于地面之上也。中者，降、沉、升、浮之中位也。立秋为降之起点，立冬为沉之起点，立春为升之起点，立夏为浮之起点。凡说宇宙，便是说人身，由自然大气的圆运动规律我们可以看出五行的圆运动规律。春气属木。一年的大气圆运动，冬时为终，春时为始，终即始之根也。上年夏时，太阳射到地面之热，经秋时金气收而降于土下，又经冬时藏于土下的水中。火水化合，水气温暖，则往上升。此温暖之气，交春升泄出土，草木发生，故属木气。木者水中火气，由封藏而升泄之气。如此类推我们可以理解其他五行属性的运动规律。彭子益有云："圆运动的五行，是融合不能分析的，五行之病，皆运动不圆，作用分离，不能融合所致。"

王老师在前人经验的基础上，强调五行气机圆运动的重要作用，在疾病的治疗过程中重视调理气机，气的运动"归圆"则人体气机升降有序，疾病自除。认为人身五行之气，皆有疏泄不及与疏泄太过之说，调节圆运动的运行关键在于固护中焦，脾升胃降，中气运转。脾胃中轴的正常运转，全赖中焦阳气的健旺，脾胃阳气虚弱亦成为圆运动障碍的主要病因。阳虚阴盛，寒湿困阻中土成为病机的主要转归。由此可知，诸多疾病圆运动障碍的主要证型为中焦阳虚湿困证，那么祛除中土寒湿，振奋中焦阳气亦成为治疗此类圆运动障碍的主要方式，作为人体中轴的脾胃的运转是人体气机圆运动的关键。先天心肾为母，后天脾胃为子。先天心肾为后天脾胃之本，中焦脾胃之阳气为后天之阳，其需依赖先天心肾之阳的滋养、宣明才能正常发挥作用。凡治病必求于本，所以从其先天之本出发才能使圆运动之中轴运转自如，是故固护先天心肾少火阳气对驱动中轴运转至关重要。若只顾其末，忽视其本，本末倒置，治疗时仅着眼于中焦脾胃，忽视先天心肾，则收效甚微。同时个别医者遣方用药多以补益中土脾胃之品，恐滋腻之嫌，使补中有滞，有失法度。强调中医治病就是调整阴阳，调理五行，达到相互平衡，使人体的五行按照应该遵循的规律循环运转，保持顺畅循环的圆运动状态，人体方能远离疾病保持健康。

中医学圆道理论是中医学哲学观念的精髓，"圆道"强调和谐循环之道，用取类比象的方法构建"圆"的理论框架，认为宇宙自身及其间万物的运动轨迹类似圆周，原始返终，螺旋上升，即"圆"的状态是物质世界运动、发展的最佳状态。《淮南子·精神训》云："终始若环，莫得其伦，此精神之所以能登假于道也。"《周易》云："无平不陂，无反不复"，指出"圆道"的运行规律。"圆道"并不是虚幻存在的，中医理论中阴阳五行学说、经络循行、五脏气机升降运动等无不以圆的运动规律及形式出现。王老师认为从圆道理论的哲学观念中派生出的圆融平衡的"中和"思想强调世间万事万物的发展都应处于一种圆融平衡的状态之中，这种"圆"的功能基态即是事物发展的最佳状态，自然界一切事物的静止或运动在客观上都需要一个相对圆融、平衡、中和的条件，这是保证事物较完善的发展、变化的最佳环境。

根据"天人合一"的整体思想，凡说宇宙便是说人身。天地间大气运动"归圆"，则四季更替，生长有序；人身气机运动"归圆"，则生生不息，远离疾病。圆运动的五行，是融合不能分离的。五行之病，皆运动不圆，作用分离，不能融合所致。人体阴阳五行运动归圆则可达到人体平衡，生命生生不息。在针对人体疾病的治疗过程中更重要的是强调内在功能的"圆"，即以取类比象的方法强调功能"归圆"之后的平衡是事物发展变化的最佳圆融状态，或者说事物是以圆的形式相互联系着、发展着的，功能"归圆"的事物具有更大的发展潜能。

二、强调血瘀状态，重视益气活血

强调凡病皆本气自病，认为慢性疾病多合并血瘀病理状态。本气，即人体自身之气、独别于他人之气，由人体与生俱来的先天肾气（元气、元阳）与后天胃气（中气）构成，为人体生命之根本。"两本（肾气、胃气）飘摇，危若垒卵。有胃气则生，无胃气则死。"保胃气以救肾气，救肾气以保胃气，才能顾护到人体的先天与后天之本气这一根本，从而达到中医药扶正祛邪、治病而不伤人的功效。

疾病的发生与变化错综复杂，究其根结，无外乎正（人体抗病能力）与邪（致病因素）之争。《素问·刺法论》（遗篇）曰："正气存内，邪不可干。"《素问·评热病论》曰："邪之所凑，其气必虚。"这两条原文辨证地说明了疾病的发生存在邪气即外因条件和正气即内在因素两方面的因素，而正气的盛衰决定人体是否发病。"正气存内，邪不可干"，说明人体正气充足则健康，正气充足即阴阳平衡，即使有外因邪气入侵，若其不超过人体正气抵抗力的范围也不一定发病。相反如其内在阴阳失衡，正气不足，即使尚未发病，也常见处于疾病隐伏状态中，就是我们常说的亚健康状态。而在正邪的对争之中，正气始终是占主导地位的，如同样在相同的寒温环境中，有些人外感发病，有些人则不发病，说明疾病虽从邪气致病，但内因正气是在疾病发生和发展过程中起决定作用的。例如体内阳盛或阴虚的则易生热，体内阴盛或阳虚的则易生寒。所以我们在疾病的治疗过程中强调本气自病，若忽视这一重要环节而过分注重外邪致病，则必导致邪去正衰，甚至正虚邪恋，迁延不愈。

　　王老师治病，多强调人体本气自病，尤其注意特殊人群之本气先虚，所谓特殊人群无外乎老弱幼儿，因为其特有的生理特点，更易于罹患疾病。老年人形气渐虚，脏腑由盛转衰，阴阳不足或失衡是其主要的生理特点。《素问·上古天真论》描述："……七七，任脉虚，太冲脉衰少，天癸竭，地道不通……丈夫五八肾气衰，发堕齿槁，……七八，肝气衰，筋不能动，八八，天癸竭，精少，肾脏衰……"这些均生动地描述了随着年龄增长人的正气逐渐虚弱，生理逐渐衰退。体弱者多因先天不足或后天失养导致正气亏虚，较之正气充足之人防病抗病能力低下，易于受邪气侵犯而致病。而小儿生理特点为脏腑娇嫩，形气未充，脏腑柔弱，对病邪侵袭的抵抗和耐受能力都较正常人偏低。这些特殊人群患病之后，若忽视本气不足的状况，不能及时纠正，正邪交争，则易于出现疾病的缠绵难愈。

　　扶正祛邪为疾病的治疗大法，祛邪可以帮助恢复机体正气而治病，在临证治疗时应注意固护正气的重要性，正确认识扶正与祛邪，通过扶正亦可达到祛邪治病的目的，切忌专顾祛邪而伤害中焦脾胃之气、先天肾气，从而使病情缠绵难愈。

　　同时王老师多次强调"气血相关"理论是祖国医学理论体系的重要组成部分，气行则血行，气虚则血瘀。先天本气虚衰或后天外邪、思虑、劳伤、饮食不节等使本气虚衰，本气虚衰日久，则正气推动作用缺乏，气无力运血，则导致瘀血内停。《素问·调经论》曰："五脏之道，皆出于经隧，……以行血气，血气不和，百病乃变化而生"，认为气血的病变导致疾病的发生，疾病的产生是由气血失和所引起，故在治疗上以调和气血为基本原则，尤重本气虚在疾病中的作用，因气为血帅，活血重在调气、补气，气行则血活。若本气不足，则活血之效甚微，气血系生命之本，病以气虚为本，因此治疗上重在补气，对气虚血瘀证以补气为主，兼以行气活血，才得使瘀血得化，经络得通。周身之气通而不滞，血活而不瘀，气通血活，何患疾病不除。故在临证中尤其重视益气活血法的使用。调气意在疏达，气机条达，气行则血活，正如王清任所言："血瘀每与气滞有关，气有一息之不通，则血有一息之不行。"可见益气活血并举在疾病治疗中的重要意义。

三、强调"久病及肾、入络"，重视补肾、搜剔、通络药物的应用

王老师认为，许多脏腑病变，久病及肾，疾病病程日久，迁延不愈，则必会伤及人体正气，脏腑精气亏虚，阴阳不足，则会影响阴阳之根本，累及于肾，出现肾阴、肾阳的亏虚。肾为先天之本，阴阳之根，命门之所居。先天之精构成肾精根藏之于肾中，肾精发生元气、化生肾气，分为肾阴、肾阳2个方面，肾阴、肾阳为全身阴阳之根本。肾之精气阴阳与他脏之精气阴阳存在着相互资助、相互为用的关系，肾阴、肾阳充足，则五脏功能协调。病理情况下，肾之精气阴阳与他脏之精气阴阳可相互影响，五脏阴阳失调，日久则危及阴阳之根本，累及于肾，导致肾脏病变，出现肾阴、肾阳亏虚，故肾病常为诸脏腑疾病的最终转归。因此，临床上对于各种慢性疾病日久不复者，治疗时应从肾入手，调整虚衰的肾阴、肾阳，滋阴补阳，则可达到事半功倍的疗效。例如咳嗽日久，肺阴不足，累及肾阴，治宜金水相生，滋肾阴以养肺阴。又如腹痛泄泻日久，而致脾气虚弱、脾阳不振，病情缠绵难愈，累及于肾脏，在健脾益

气的同时加入温补肾阳之品，则可温肾阳以补脾阳，疗效较佳。

王老师认为，久病入络理论在慢性疾病的诊疗过程中具有非常重要及普遍的指导意义。久病入络的论述最早见于《黄帝内经》，论述详尽的当属后世叶天士，其在《临证指南医案》中多次提及，初病在经，久病入络。由经入络，说明疾病的发展由表入里，由浅入深，由表浅之络脉传入深隐之络脉或传入内部的脏腑组织器官，而这些位置较深且极为重要的部位，最易产生阻滞，造成慢性难治疾病的病程迁延，或病情沉疴。因此，顽疾形成的慢性过程正是久病入络学说的一个表象。王老师认为久病入络是所有慢性病、疑难病的必经发展过程，经历了初为气结在经，久则血伤入络的发展阶段，形成由气及血，由功能性病变发展到器质性损伤的慢性传变病理过程，故久病入络理论充分表明了顽疾的难治性与缠绵性。用药多以活血通络之品，以丹参、郁金、虎杖、路路通、蒲黄、姜黄等为首选，病久入络较深者多常配虫类药，如全蝎、僵蚕、地龙等搜剔络邪之品。

久病久痛，说明病程渐长发展为痼疾，其病程进展不外乎虚实两端，如因实致病，病久正气亏耗，而致络脉瘀阻。如因虚致病，初病因正气虚衰，即邪之所凑，其气必虚，虚处聚邪，络脉瘀闭，更致正气亏虚，恶性循环，无论致病之虚实，最终因其日久，阳气虚弱，脏腑日衰，络中气血运行无力而发展为瘀滞兼虚。对于久病体质虚弱，营卫失常，络脉失于荣养，脏腑组织失于渗灌的病证多选用补虚通络法，针对阴阳气血的亏虚程度，或以补气通络为主，或以温阳通络为主，或以滋阴养血通络为主，方药分别选用人参、黄芪、白术、桂枝、肉桂、干姜、生地黄、熟地黄、麦冬、阿胶、枸杞子等补益之品，并配合当归、川芎、赤芍、红花、延胡索、泽兰、桃仁等活血药物，将补益与活血相结合，扶正祛邪，从而使药物达到病患部位，搜剔病邪，治愈疾病。

四、重视气机失调及"虚瘀"致瘤，合理应用益气活血法

恶性肿瘤是严重威胁人类健康和生命的疾病，全世界每年有数百万人死于这一类疾病。世界卫生组织（WHO）专家预测，到2020年，每年将有1500万新发恶性肿瘤病人，1000万人死于癌症。恶性肿瘤显然已成为全球公共卫生领域最大的问题之一。我国恶性肿瘤发病率自20世纪70年代随着现代医疗诊断技术飞速发展以来一直呈上升态势。目前，我国居民每死亡5人，即有1人是死于恶性肿瘤。恶性肿瘤在总死因中居第二位，在城镇人口死因中居第一位。目前我国农村及西部地区恶性肿瘤发病率和死亡率的上升速度均明显高于城市及全国平均水平，恶性肿瘤已成为这些地区农民因病致贫、因病返贫的重要原因。王老师在多年的临床工作中，对恶性肿瘤的病因病机诊断分型有深刻的认识，也积累了丰富的治疗经验。

王老师认为，恶性肿瘤的病因多因先天禀赋不足合并后天调护不当，或慢性疾病日久耗损正气所致。《医宗必读》曰："积之成也，正气不足，而后邪气踞之。"更早的经典理论《素问·评热病论》曰："邪之所凑，其气必虚。"这些经典理论均说明了正气与肿瘤发病的关系密不可分。随着肿瘤研究的不断深入，现代医学研究认为机体免疫功能的下降与肿瘤的发生密不可分，这种观点正与传统中医学认为的"正气不足，而后邪气锯之"相一致。另外，肿瘤患者大多出现面色黧黑、肌肤甲错、刺痛拒按等临床症状，舌质多紫黯、瘀斑，舌下脉络曲张，脉象以细涩居多，这些临床症状及舌脉均表现出瘀血症状。依据中医基础气血理论，我们知道气能生血、行血、摄血。在人机体正常状态下，气血为阴阳相互依存、相互化生，气赖营血以生，血借气之运动得行，气血充足平衡以维持机体正常的生理功能；相反，当条件变化时，气血失调，相互影响，互为因果，导致人体出现病理状态。如气虚无力推动血行，就

可导致血瘀，气虚为血瘀之因。而瘀血不去则新血难生，使血虚更甚，阴阳无以互生，加之瘀血耗伤正气而更加重气虚，此时，瘀血又为气虚之因。如此一来，恶性循环则引起气血两虚，瘀血内阻更甚，导致全身脏器功能衰退，这正是恶性肿瘤病人后期全身虚衰恶性循环的内在机制。

元气虚衰是导致人体衰老的主要问题。现代研究也认为正气虚伴随着肿瘤发生、发展的全过程。如前所分析，气虚血少则血液滞留不畅，导致血瘀形成，这是因虚致瘀，血液黏稠、血栓等病理产物形成的基础，瘀血日久，留停于某处形成癥瘕积聚，肿大不散，是"虚瘀"致瘤的内在机制。由此可见，气血的充足与否及运行情况是肿瘤形成的重要因素，亦是决定人体盛衰的关键因素，而气血虚少、血行瘀滞是导致肿瘤的关键环节。

根据之前气血理论学说阐述的气、血之间的相互影响，相互作用，相互因果关系，王老师强调气虚血瘀在肿瘤形成过程中占有重要地位，主张调动虚衰之正气，改变血液瘀滞状态是治疗肿瘤的一个重要手段。同时王宗仁老师认为，肿瘤因其日久年老发病，病程较长，常呈慢性状态与络病的久病入络、气滞血瘀及其相似。王老师认为，肿瘤产生的前提条件是首先存在"虚"的状态，认为正虚是肿瘤发生的始动因素，由于正气不足导致脏腑虚损，气滞则血瘀、痰饮等病理产物停留，形成癌毒，郁积日久，阻滞脉络，导致脏腑气机紊乱，肿瘤开始发生。因此在肿瘤的形成及发展过程中，因虚致瘀，虚瘀并存。故老年人随着年老体衰，正气日渐衰弱，肿瘤形成的概率也较年轻人增大，这也正是叶天士认为的"初病在经在气，久则伤血入络"，是络虚兼瘀，正气不足，瘀血留结而成，即虚瘀致瘤。

王老师认为，凡是可引起肿瘤形成的任何情况，例如气虚血瘀、痰湿凝聚、热毒蕴结、正气亏虚等都会导致人体气机升降失调，运行不畅。《素问·举痛论》有云："百病生于气也。"一旦气机升降失畅，清气不升，浊气不将，就会产生各种疾病，肿瘤也不例外。

气行则血行，气虚则血滞，气滞导致血凝，气虚滞可导致经络阻塞、血行不畅产生血瘀，津液不能正常输布于周身，凝结成痰，日积月累则可引起积聚。气滞、气郁日久又可以化热、伤阴，可以说，在引起肿瘤的诸多因素中，气虚血瘀，气机失畅是主要方面。故在临床治疗肿瘤疾病的过程中亦应重视益气活血法的灵活运用，重视调理气机升降有序的重要性。

王老师认为，在治疗肿瘤调节气机上最应关注脾胃功能。脾胃居中焦，为全身气机升降之枢纽，脾升则健，胃宜降和，升降有序，则气机条畅。《素问·阴阳应象大论》曰："清气在下，则生飧泄；浊气在上，则生䐜胀。"如肿瘤毒邪损伤脾胃，升降失常，气机壅滞，则水反为湿，谷反为滞，形成气滞、血瘀、湿阻、食积、痰结、火郁等相因为患，临证中常用木香、砂仁、枳壳等理其壅滞，则升降有常，纳运有度，而使诸邪实无所留。

第四章　典型医案

第一节　心病医案

一、冠状动脉粥样硬化性心脏病

医案 1

患者王某，女，67 岁，2009 年 3 月 11 日就诊。

主诉：间断胸闷、气短 20 余年，加重 2 周。

患者冠心病、高血压史近 20 年，长期口服硝苯地平缓释片、阿司匹林肠溶片、单硝酸异山梨酯分散片等治疗，血压控制尚可，维持 140/90mmHg 左右。近 2 周胸闷气短加重，以活动后明显，就诊于西京医院心脏内科后行心电图检查提示心律不齐，偶发房性期前收缩。行冠状动脉造影后不考虑行心脏支架置入术，患者转诊中医科门诊。四诊摘要：患者身体偏胖，诉间断胸闷、气短，上 2 楼后上述症状加重，无心前区疼痛，纳一般，寐可，大便 2d1 行，小便尚可，口唇暗红，舌暗红，舌下静脉曲粗，苔薄白微腻，脉弦伴结。行甲皱微循环检查系重度异常，积分 9 分，血流变检查示中度高黏稠血症。

分析：患者以胸闷为主诉，结合其冠心病病史，与中医之胸痹相对，总属胸阳不足，痰瘀痹阻之证，该患者口唇及舌色暗红，舌下静脉曲粗，提示血瘀证明显，微循环检查及血流变检查亦证实存在血瘀证。故治以活血祛瘀，益气通脉为主，佐以化痰祛浊，处方如下：生黄芪 30g，桂枝 12g，丹参 15g，姜半夏 9g，全栝楼 20g，薤白 15g，枳实 10g，桃仁 10g，红花 10g，炙甘草 6g。5 剂中草药，配合口服降黏抗栓片 Ⅰ 号与 Ⅱ 号，各 4 片，3 次/d。

二诊：5d 后复诊，患者胸闷气短已去十之七八，可自行走至 5 楼就诊。嘱继用中药 10 剂后停用，继续口服中成药降黏抗栓片 Ⅰ 号与 Ⅱ 号，以 3 个月为期。

三诊：3 个月后复诊，已无胸闷气短之不适，口唇、舌色较前色淡，舌下静脉亦变细，色淡。甲皱微循环检查系重度异常，积分 2 分，血流变检查提示轻度升高。继续服用上药 3 个月。

按语：随着人们生活水平的提高，冠心病等慢性病的发病率升高。就冠心病而言，属于西医诊断，患者大都先经西医诊断及治疗，最后求助中医。故治病之初要迅速改善症状以取得患者信任，同时亦须知患者症状改善并不等于治疗可以结束，要明白该病的病因与病理因素。其中血黏稠度升高可作为中医血瘀证的现代指标之一，对其进行根本治疗。因红细胞寿命 120d 左右，要求患者服用中成药至 3 个月以上方复查。

医案 2

患者刘某，男，68 岁，西安新城区人，2009 年 6 月 12 日就诊。

主诉：间断胸闷胸痛 2 年。

患者于 2009 年 2 月初因生气后胸痛加重，就诊于西京医院心脏内科，行心脏冠脉 CT 提示冠状动脉左前降支 6～7 段狭窄 90%，遂行 PCI 术。术后口服阿司匹林肠溶片、辛伐他汀钙片、盐酸氢氯吡格雷片等抗凝、调脂治疗。术后胸痛减轻，间断胸闷，心悸，伴汗出。劳累及情绪激动时上述症状加重。纳欠佳，寐欠安，入睡难，大便较干，每日 1 行，夜尿频，舌暗，舌上瘀点明显，苔白，脉弦涩。综合考虑为气滞血瘀证，治以理气化瘀，兼以益气敛汗，血府逐瘀汤加减，处方：柴胡 10g，赤芍药 10g，枳实 10g，桃仁

10g，红花 10g，当归 10g，川芎 10g，桂枝 12g，炮附子 15g（先煎），生龙骨 20g（先煎），炙甘草 6g。中药 7 剂，每日 1 剂，分 3 次服用，餐后用。配合口服降黏抗栓片 I 号与 III 号。

2009 年 9 月 19 日二诊：患者胸闷、心悸减轻，活动后无明显不适感，出汗减少，仅夜寐较差，纳可，大便干，小便调，舌质暗红，苔薄白，脉弦。治宜益气活血，养心安神，调整处方：生黄芪 30g，当归 10g，川芎 10g，桃仁 10g，柏子仁 10g，茯苓 10g，酸枣仁 10g，远志 6g，生龙牡各 30g（先煎），珍珠母 20g（先煎），炙甘草 6g。中药 7 剂，每日 1 剂，分 3 次服用，餐前用。继续配合口服降黏抗栓片 I 号与 III 号。

按语：患者系冠心病冠状动脉支架置入术后，服用多种药物抗凝、防止血栓再次形成。西药抗凝往往作用于血小板，易致消化道溃疡及出血，冠心病患者往往存在血瘀证，检验存在高黏血症，微循环功能障碍，应用降黏抗栓片系列不仅可作用于血小板以抗凝，且可作用于红细胞，降低血黏度，调节血脂，改善微循环，提高冠脉血流量，多方面治疗冠心病。慢性病患者平稳期以口服成药为主，因服用方便，患者依从性佳。患者存心悸伴汗出，中医理论认为心在液为汗，结合病情则是心阳虚则不能敛汗所致，故加用桂枝甘草汤以强心，炮附子、龙骨以固表敛汗。

对于汤剂的煎服方法，王老师认为要以古法为主。现代方剂学中对煎药及服药方法太过统一，均是每日 1 剂，水煎服，将药材煎 2 次，分 2 次服用。但《伤寒杂病论》中对于汤剂煎法则十分丰富，大部分药物均是 1 次煎成，像小柴胡汤类和解剂则是去渣再煎，即煎完 1 次后再将药液浓缩。服药则按病情需要，或 2 次，或 3 次服用，亦分早几次晚几次服用；同时根据病位，位于上焦则用餐后服用，位于下焦则空腹服用。结合西药的服用方法，非控释或缓释制剂，每日 3 次服，控释或缓释剂，每日服用 1 ~ 2 次。因中药汤剂无缓释技术，故一般分 2 ~ 4 次服用较合适，如有特殊情况，可酌情增减。

医案 3

刘某，男，57岁，2009年7月15日初诊。

主诉：胸闷、胸痛1年，加重3d。

患者2008年5月因胸闷胸痛行心电图检查提示大致正常。2009年5月行运动平板实验均为阴性。现患者胸闷不舒，偶有胸痛，心悸不宁，心烦失眠，近日稍有感冒，咳嗽，咳白痰，大便干结，舌尖红，苔薄白，脉细促。病为胸痹，证属心阴不足，兼血瘀。治以益阴复脉，活血化瘀，以炙甘草汤配合活血化瘀之品。处方：炙甘草15g，郁李仁15g，厚朴15g，杏仁10g，全栝楼20g，麻子仁15g，麦冬15g，生地黄30g，桂枝12g，赤芍药10g，桃仁10g，红花6g。上方据脉证加减续服10余剂，胸痛日见轻减，胸闷、脉结基本消失。继给予中成药降黏抗栓片Ⅰ号与Ⅱ号治疗。

按语： 冠心病以胸痛、胸闷等为表现，但临床中常见患者有上述症状，但检查未见异常。就诊于心内科亦会诊断为冠心病并试以扩冠、抗凝等治疗，疗效往往欠理想。中医则可审其症而求因，对因治疗故能快速起效。中医、西医各有其优缺点，临床医生不可因自己喜好而有所偏执，应结合二者所长，以解除患者病痛为己任。故在患者有症状而检查尚未发现异常时，应选用中医治疗，否则待患者加重时已是延误病情。该患者心动悸，脉结代，故治以炙甘草汤加减。炙甘草汤为《伤寒论》中为数不多的补益剂，功效为益气滋阴，通阳复脉。临床凡见心律失常者可考虑选用，需注意随病情加减变化。

医案 4

刘某，女性，50岁，2009年8月10日初诊。

主诉：心慌、胸闷7年。

患者诊断稳定性心绞痛7年，长期服用西药治疗，无明显胸痛，就诊时心悸气短，头昏沉，面白少华，神疲乏力，纳呆食少，少寐易醒，健忘，舌淡红，脉弦细。王老师诊病后分析如下，患者虽诊断为冠心病，但目前表现以虚证为主，证属心脾两虚，治以补血养心，益气安神。方选时方归脾汤加减。处方：生黄芪 30g，人参 10g，白术 10g，当归 10g，茯苓 10g，远志 10g，龙眼肉 10g，酸枣仁 10g，木香 6g，桂枝 12g，生龙牡各 20g（先煎），炙甘草 6g。给予中药 7 剂，配合降黏抗栓片 Ⅰ 号与 Ⅲ 号治疗。

按语： 针对虚劳致失眠，王老师喜用生龙骨、生牡蛎，因能使浮阳回潜，重镇安神。此例患者以心脾两虚为主要表现，故投归脾汤建功。提示中医治病以证为主，有是证则用是方，辨证处方时不应考虑西医病名，不可以机械地以西医病名对应固定成方，然后加减，如此则陷入"对病欲愈，执方欲加"的下工水平。

医案 5

张某，男，58 岁，陕西榆林人，2009 年 9 月 12 日初诊。

主诉：胸闷、胸痛 3 年，加重 3 周。

患者有冠心病史 3 年，曾因心绞痛住院 2 次。平素喜嗜烟酒。此次就诊前 3 周胸痛如刀割样，心电图示心肌前壁缺血，经榆林市第二医院住院治疗后缓解。初诊时胸闷气短，饮则恶心呕吐，大便 2d 未解，舌暗红，苔白腻，脉滑数。四诊合参，此乃痰湿中阻，气滞血瘀，治宜通阳化浊，行气化瘀，方用栝楼薤白半夏汤加减：全栝楼 15g，薤白 15g，姜半夏 9g，桂枝 12g，丹参 15g，桃仁 10g，红花 10g，郁金 10g，茯苓 15g，香附 10g，炙甘草 6g。5 剂中草药，每日 1 剂，水煎，分 3 次服。

9 月 17 日二诊：胸痛未再发作，胸闷大减，大便干，排便困难，舌暗红，苔偏腻黄，脉滑而弦。方用：上方加用当归、生白术、厚朴各 15g，酒大黄 6g。5 剂，每日 1 剂，水煎，分 3 次服。配合口服降黏抗栓片 Ⅰ 号与 Ⅱ 号治疗。

按语： 患者系陕北人，多饮食肥厚之品，运动少，故易致痰湿蕴结。中药处方仅是临时治疗其标改善症状，如欲进一步取得疗效则需戒烟限酒，"管住嘴，迈开腿"，长期服用益气通脉、祛痰化浊之品。

医案6

李某，男，64岁，2009年10月20日就诊。

主诉：反复胸闷、心慌5年，加重1月。

患者5年前因胸闷、心慌，于运城市中心医院诊断为冠心病，时有房早、房颤，近1个月房颤频发，服用多种药物无效，情绪焦虑，烦躁失眠，盗汗，神疲乏力，整日愁眉不展，时胸闷如窒，舌质紫暗，苔白厚腻，脉细涩。西医诊断：冠心病，心律失常。中医诊断：胸痹，结合患者症状及舌脉，证属肝郁气滞，瘀血阻络，治宜解郁疏肝，化瘀通络，方选血府逐瘀汤加减。处方：柴胡12g，枳壳12g，赤芍药10g，当归10g，生地黄10g，川芎10g，桃仁10g，红花10g，生龙牡各20g（先煎），炙甘草6g。

二诊：10剂后，患者精力好转，睡眠稍安，偶有烦躁，无盗汗，舌质暗红，苔薄白，脉弦细无结。间断服用上方2个月，胸闷消失，心房纤颤几乎未再出现，精神佳，夜休可。

按语：该患者素有冠心病病史，就诊时情志表现较多，该患者症状难以冠心病解释，往往建议就诊心身科，按焦虑、抑郁等给予治疗。中医理论则可较好解释及解决此类问题。心主神明，心受邪则神不安，故不寐；心在液为汗，故易出现自汗、盗汗等，症状虽多，但总结为证则易也。血府逐瘀汤系王清任著名理气活血之方剂，起初起名"血府"是因其受解剖学影响，解剖尸体见胸中俱是血液故认为胸中是血府。经典则论述为脉为血府，而心主血脉，故血府逐瘀汤不仅可祛胸中瘀，亦可逐一身血脉之瘀。且其中含四逆散之方义，具有理气解郁之效，故该患者情志之郁得以解除。

医案7

杨某，女，35岁，2009年10月23日就诊。

患者系本校教员，近月因工作劳累常感心前区阵阵隐痛，疼痛时牵至左肩背部，每日发作2~3次，每次持续1~3min，并伴有气短，动则心慌，懒言，面色白，全身凉汗，舌暗紫，舌下血脉青紫，脉细涩或结代。发作时于校直门诊检查超声心动图示高位乳头肌以下搏幅减低，心电图提示心肌缺血。结合患者病史，中医诊断证属心气不足、心脉痹阻。予益气活血为主的处方：生黄芪 30g，党参 15g，黄精 15g，丹参 15g，川芎 15g，当归 10g，桂枝 12g，红花 10g，延胡索 15g，砂仁 6g（后下），炙甘草 6g。

服用上方 7 剂，同时服用降黏抗栓片 Ⅰ号与Ⅲ号，1 周后胸痛基本缓解，3 周后症状消失，复查心电图大致正常。

按语：第四军医大学在实施精品战略的过程中，广大教职员工奉行"5＋2，白加黑"的精神，确实为我校的学术进步做出了贡献，但长期熬夜加班，缺乏运动，科研工作耗气伤神，故致气虚，无力推动血脉运行，因而出现气虚血瘀之临床表现。解决之道当以预防为先，中医自古以来就有"不治已病治未病"的思想，如病已成再治疗时难度增大。人们在追求事业进步的同时，需时刻以身体为第一位，以标本来分，健康为本，其他则为标，若标本不分，本末倒置，则医圣张仲景在《伤寒论·序》中所提及的悲剧就会反复上演。

医案 8

李某，男性，65 岁，2010 年 11 月 12 日就诊。

主诉：心悸、胸闷 1 个月。

患者患关节痛七八年，目前出现心悸，胸口压迫感，于西京医院行心电图示窦性心动过速，心率 110 次/min，不完全性右束支传导阻滞，Ⅰ度房室传导阻滞。就诊时症见心悸，胸口压迫感，双膝关节痛，疲乏无力，夜休差，纳食一般，舌淡嫩，苔白，脉细、涩、促。

分析：患者既往有关节疼痛病史，中医考虑痹证，系风寒湿所致。目前出现心悸胸闷等心系病证，与痹证日久致心脉痹阻相关，故治宜益气通脉，佐以散寒除湿。处方：生黄芪 30g，党参 10g，黄精 10g，茯苓 10g，丹参 10g，三七 10g，桃仁 10g，红花 10g，当归 10g，牛膝 10g，炮附子 15g（先煎），薏苡仁 30g，苍术 10g，生姜 15g，炙甘草 6g。

二诊：服药 21 剂，心悸一直未发作，精神食欲均佳，关节仍痛，舌暗红，舌上见瘀点，苔薄，脉细数，已无促脉。方选独活寄生汤加减，处方：独活10g，桑寄生10g，秦艽10g，防风10g，细辛6g，桂枝12g，茯苓10g，杜仲10g，牛膝10g，赤芍药10g，当归10g，川芎10g，党参10g，炮附子15g（先煎），生姜15g，炙甘草6g。服药14剂后关节疼痛减轻，嘱注意保暖。建议长期服用益气活血中成药。

按语：该患者有痹证病史，现出现胸痛，虽部位有异，但其痹则相同。痹者痹阻不通之意，不通则致痛。痹亦有风寒湿夹杂之意，故处方以通脉、温阳、祛风湿为主。

医案9

蒋某，女，66岁，2011年5月16日就诊。

主诉：间断胸闷、胸痛15年，加重1个月。

患者冠心病、高血压史15年，近1个月来胸闷憋气加重，间断心前区胸痛，情绪不畅时加重，伴头痛头昏，左手小指麻木，胃脘撑胀感，食欲不振，大便偏干，3~5d 1行，舌红苔黄厚，脉弦滑。于西京医院门诊行心电图提示心肌供血不足。血压170/100mmHg。

分析：辨证属痰热互结、胸阳不展。治以宽胸化痰、清热益胃。方用小陷胸汤合四逆散加味。处方：全栝楼30g，姜半夏9g，黄连6g，柴胡12g，赤芍药15g，炒枳实10g，桂枝10g，茵陈20g，炙甘草6g。中草药6剂，每日1剂，水煎服，分3次服。配合降黏抗栓片Ⅰ号和Ⅱ号。

二诊：患者胸闷憋气明显减轻，食欲好转。仍头痛头昏，大便偏干，舌红苔薄黄，脉弦，血压140/110mmHg。以上方去茵陈，加大黄6g，6剂。服药后大便通畅，上述症状均减轻。

按语：该患者处方由小陷胸汤合四逆散加减而成，旨在清热化痰、宽胸理气。因胸闷憋气较重，故重用栝楼降肺气而化痰；食欲不振，胃脘胀满，属肝胃失和，故合用四逆散。其中全栝楼则具有泄热通便之效，但力量较弱，故复诊时又加一味大黄而助之。全方配伍严谨，一药多用，心胃同治，疗效显著。经方常一药多用，故药少而力宏。其中黄连一味药，可清热、可燥湿，同时又是入心经之主药。

二、高黏血症

医案1

罗某，男，73岁，2013年2月19日就诊。

主诉：右侧肢体自感活动欠利1年。

患者下肢酸软麻木，行走无力，头昏胀，目眩，双手微颤。1年前曾因血黏度增高施以丹红注射液滴注治疗，症情略有缓解，数月后病情复现。复查血液流变学示血黏度高。遂心中烦闷，情绪紧张，恐中风。查体：舌质红，苔薄，脉细涩。辨证：气虚血瘀。治则治法：补气活血，化瘀通络。处方：生黄芪30g，太子参15g，生地黄10g，当归10g，川芎10g，赤芍药10g，红花10g，地龙10g，山茱萸10g，桑寄生15g，葛根15g，炙甘草6g。14剂，每日1剂，水煎400ml，分早晚2次温服，每日1剂。

2013年3月8日二诊：连服14剂后，头昏目眩有所减轻。续服14剂。

2013年3月25日三诊：肢体活动度较前改善，行走自觉有力。再服14剂。

2013年4月15日四诊：复查血黏度正常。嘱患者原方续服1个月后改用降黏抗栓片1号，监测血液黏度正常。

按语：高黏血症是由于血液内红细胞聚集性增高和红细胞变形能力减退所致。所以长期高血压患者，可使红细胞弹性差，红细胞变形能力降低，红细胞在血管中停留时间延长或红细胞相互之间的黏度增加，如再伴有动脉硬化的病理基础，则可使血流速度更加减慢，容易形成微小栓子，造成小血管内堵塞。如发生在脑血管，可造成缺血性中风；如发生在冠状动脉，则可引起冠状动脉堵塞，导致急性心肌梗死的危险。因此，在反复测定血液流变学各项指标时，如发现各项指标数值在不断升高，更应引起重视。临床研究资料表明，中老年人血黏度增高可以引起冠心病、高血压、中风等疾病。因此，血黏度的升高可认为是该类疾病的早期预测指标。另外，高黏血症还可见于肺源性心脏病、肺气肿、系统性红斑狼疮、肿瘤等疾病。

高黏血症的主要病理变化是微循环障碍引起组织缺血缺氧，从而阻碍体内新陈代谢的正常进行，出现各种瘀（郁）证的临床症候，血液处于高黏滞状态，所谓"血行失度"，便属于中医"血瘀""痰浊""气滞"的范畴。血瘀的病因病机为饮食不节，情志失调，劳倦过度致肝失疏泄，脾失健运，水液运行不畅而痰浊内生，痰浊既成，阻碍气血运行，痰瘀互结，瘀阻脉络。血瘀证以气滞痰阻血瘀为标，脾肾两虚为本。根据《黄帝内经》中"病在脉，调之血""疏其气血，令其条达""结者散之""瘀者化之"所论，其治法应为活血化瘀，利湿降浊。血瘀者多兼见气滞，无论因虚致瘀，还是因瘀致虚均宜疏通气机，血瘀日久非数日可愈，切忌一味使用攻伐之品，以免伤正，当补气血，消瘀滞以柔剂取胜。

患者高黏血症诊断明确，症见行走无力，目眩，头昏胀，可知患者为气虚为本，血瘀湿阻为标。因此单纯采用活血化瘀药治疗不能取得满意的疗效，我们还应注重益气养阴、除湿降浊。方中太子参、黄芪、生地黄益气养阴，当归、川芎、赤芍药、红花活血化瘀，葛根、地龙疏通经络，山茱萸、桑寄生补虚敛阴。全方标本兼治，使瘀去而不伤正。

医案 2

范某，女，64 岁，2013 年 4 月 7 日初诊。

主诉：头晕、头痛 5 年余。

患者头晕、头痛，伴周身困乏，耳鸣，夜休差，手足心发热，大小便正常。查体：血压 130/78mmHg，心率 80 次/min。舌质淡，苔薄白，舌下静脉迂曲，脉弦滑。监测血流变示血黏度偏高，血脂正常，血糖正常。辨证：血瘀阻络，气阴两虚。治则治法：活血化瘀，益气养阴。方药：太子参 20g，生黄芪 30g，桃仁 10g，丹参 20g，红花 10g，当归 10g，鸡血藤 20g，玄参 20g，虎杖 15g，川芎 10g，郁金 10g，五灵脂 10g，生山楂 20g，僵蚕 10g，地龙 10g，沙参 10g，土鳖虫 15g，淫羊藿 10g，炙甘草 6g。14 剂，水煎 400ml，分早晚 2 次温服，每日 1 剂。

2013 年 4 月 22 日复诊：自诉周身困乏症状减轻，仍有夜休差，手足心发热。查体：舌质红，苔黄腻，脉弦。原方熟附子、桂枝、虎杖、土鳖虫，加山茱萸 15g，生地黄 10g，泽泻 6g，知母 15g，黄柏 9g，炒酸枣仁 15g，磁石 20g，生龙骨 20g，生牡蛎 20g。续服 14 剂，水煎 400ml，分早晚 2 次温服，每日 1 剂。

2013 年 5 月 10 日三诊：患者自诉诸症稍减，续服 1 个月。

2013 年 6 月 12 日四诊：诸症好转。复查血流变提示血黏度正常。嘱患者口服降黏抗栓片Ⅰ号，每日 3 次，每次 5 片。

按语：患者头痛、头晕日久，方中太子参、黄芪益气，丹参、当归补血活血，桃仁、红花、土鳖虫、五灵脂、山楂活血祛瘀，鸡血藤、桂枝、僵蚕通络止痛。后加入山茱萸、生地黄、泽泻、知母为知柏地黄汤治疗阴虚证之体现。全方共奏活血化瘀，益气养阴之功。使邪去而正气未伤，气血和而诸症自除。

三、高脂血症

医案 1

高某，男，42 岁，2013 年 4 月 2 日就诊。

主诉：自觉肢麻沉重，肢体困倦 6 个月。

患者近 6 个月自觉肢麻沉重，肢体困倦，偶有心前区刺痛，头晕。平素运动量少，久坐。查体：血压 125/75mmHg，心率 80 次/min，律齐。舌质红，苔白腻，舌下静脉迂曲，脉细涩。血脂：总胆固醇 6.4mmol/L，甘油三酯 1.97mmol/L，高密度脂蛋白胆固醇 0.99mmol/L，低密度脂蛋白胆固醇 3.6mmol/L。辨证：气虚血瘀痰凝。治法：补气活血化痰。处方：丹参 15g，红花 6g，三七粉 3g

（冲），川芎 15g，赤芍药 15g，地黄 10g，葛根 12g，独活 10g，羌活 10g，天麻 10g，升麻 6g，黄芪 15g，白术 15g，当归 10g，茯苓 10g，炙甘草 6g。14 剂，水煎 400ml，分早晚 2 次温服，每日 1 剂。

2013 年 4 月 18 日二诊：肢体困倦麻木症减，头晕次数减少，大小便正常，无鼻腔出血，无便血，无牙龈出血。舌质红，苔薄白，脉数。遂去前方红花、川芎。续服前方 14 剂。

2013 年 5 月 10 日三诊：自述诸症皆除。复查血脂示：总胆固醇 5.1mmol/L，甘油三酯 1.55mmol/L，高密度脂蛋白胆固醇 1.2mmol/L，低密度脂蛋白胆固醇 3.3mmol/L。嘱患者调摄饮食，监测血脂。

按语： 高脂血症属人群中高发病，是指血浆中总胆固醇、甘油三酯、低密度脂蛋白胆固醇中任意一种或多种高于正常值，伴或不伴高密度脂蛋白胆固醇低于正常值。中医学没有"高脂血症"这一病名，中医上讲"膏，脂也"，古人对"膏"的描述类似血脂，属营血之组分，膏脂同源，均来源于饮食水谷，化生于脾胃。中医文献记载多属"肥人""痰浊""中风""眩晕""胸痹"范畴。本病多因人到中年精耗神衰，气血、肾气亏虚；或因脾胃运化失司，聚湿生痰，痰与气结，瘀阻脉络，清阳不升，浊阴不降，导致血脂升高，引起眩晕；或因情志失调，气机不畅，气血瘀滞，脉络受阻。治宜调理肝、脾、肾三脏，辨证论治。高脂血症又有虚实之分，表现各异，只有根据"虚则补之、实则泻之"，辨证论治，方能奏效。并应注意中医辨证与西医辨病相结合，在辨证基础上，方药应尽量涵盖降低总胆固醇、甘油三酯以及高密度脂蛋白胆固醇之品，同时要给过高的血脂以出路，通常可通过疏肝解郁、芳香化湿、活血祛瘀、消积导滞等方法，使浊脂得以排除。

从气血论治，高脂血症的病机多为气虚痰凝，气滞血瘀。《石室秘录》有云："肥人多痰，乃气虚也，虚则气不运行故痰生之。"论述了肥人痰湿之形成与气虚的关系：气虚阳虚为本、多痰多湿为标，故痰生之；气行则血行，气滞则血运受阻，瘀血内生。脾胃的气机郁滞，升降失司，运化失常，也会致使痰湿内生。

王老师从脾论治高脂血症。高脂血症主因饮食不节、劳倦内伤、脏腑功能失调及年迈体虚。脾为后天之本，主管人体水谷精微的运化输布。"膏脂"的生成及传输有赖于脾气之运化，若脾失健运，则水谷精微输布失常，形成如"痰浊、水湿"等病理产物，邪浊凝聚，因此说，脾失健运是高脂血症的重要病机。脾失健运，水液聚而成痰，部分形成膏脂，膏脂疏泄失调，蕴结脉道，引起血脂异常。因此，高脂血症的治疗应特别注重中医气机和气化理论，其根本病机为气机失调、气化失司；且脾胃属中焦，为气机升降之枢纽，因此，脾失健运，痰瘀互结型的高脂血症较多见。

患者肢体困倦、麻木沉重为气虚血液运行不畅所致，平素久坐，运动量少致血行欠畅，日久致瘀。方中丹参补血祛瘀，古有"一味丹参饮，功同四物汤"之经典医语，王老师临床应用中擅用丹参以补血行血。现代研究也表明，丹参能够促进脂类物质在肝脏内的氧化；山楂为常用活血化瘀药，现代医学研究表明，山楂能加速血液中总胆固醇的清除，同时增高血液中高密度脂蛋白胆固醇水平，降低低密度脂蛋白胆固醇水平；泽泻善于去肾火，利水渗湿，能够促进总胆固醇在血液中的运输和清除。临证加减药物，与上述药物合用，共奏化痰降脂活血的功效。天麻、羌活、独活舒筋活络，与葛根、川芎同用，活血祛瘀通络。

医案 2

姚某，女，54 岁，2013 年 4 月 9 日就诊。

主诉：头晕、头痛 2 年。

患者近 2 年头晕、头痛，间断性胸闷、心悸，下肢酸软无力。偶见双下肢浮肿，大便不成形。查体：血压 120/70mmHg，心率 76 次/min，律齐。舌质红，苔白腻，脉滑。血脂示：总胆固醇 6.9mmol/L，甘油三酯 1.8mmol/L，高密度脂蛋白胆固醇 0.78mmol/L，低密度脂蛋白胆固醇 3.9mmol/L。辨证：脾虚湿蕴。治法：健脾化湿。处方：天麻 9g，炒白术 15g，姜半夏 9g，茯苓

15g，陈皮 10g，丹参 15g，地龙 10g，钩藤 10g，桑寄生 15g，牛膝 10g，生黄芪 30g，炙甘草 6g。14 剂，水煎 400ml，分早晚 2 次温服，每日 1 剂。

2013 年 4 月 25 日二诊：大便成形，头晕症状稍有缓解，仍有下肢无力。查体：血压 130/75mmHg，心率 80 次/min。舌质红，苔薄白，脉细数。上方加用黄芪 20g，夜交藤 20g，山茱萸 15g，杜仲 10g，熟地 15g，巴戟天 10g，桂枝 12g。续服 14 剂。

2013 年 5 月 10 日三诊：偶有心悸，下肢浮肿明显好转，头晕症状明显减轻。舌质红，苔薄白，脉细。麸炒白术 15g，茯苓 15g，丹参 15g，地龙 10g，钩藤 10g，桑寄生 15g，牛膝 10g，黄芪 15g，夜交藤 20g，炙甘草 10g，炒酸枣仁 15g，麦冬 10g，桂枝 9g，麻仁 10g。续服 14 剂。

2013 年 5 月 26 日四诊：诸症均明显好转。查体：血压 125/75mmHg，心率 76 次/min。舌质红，苔薄白，脉和缓有力。复查血脂示：总胆固醇 5.62mmol/L，甘油三酯 1.5mmol/L，高密度脂蛋白胆固醇 1.01mmol/L，低密度脂蛋白胆固醇 3.6mmol/L。嘱患者每 2 个月复查血脂，调摄饮食。

医案 3

厉某，男，47 岁，2013 年 6 月 3 日就诊。

主诉：头痛、头晕 2 年余。

患者头晕、头痛，既往有高血压史，最高达 170/100mmHg，已服硝苯地平控释片，规律服用，血压控制不稳。体检示甘油三酯 3.72mmol/L。现见体型偏胖，面色暗黄，头晕困重，纳食尚可，夜休差，双下肢酸困疲乏，偶有浮肿，大便溏稀，便次正常。舌质淡红，苔白腻，脉沉细。辨证：脾虚湿阻。治法：健脾化湿。方药：天麻 9g，姜半夏 9g，党参 20g，茯苓 15g，炒白术 15g，白扁豆 10g，厚朴 10g，生山楂 15g，丹参 15g，红花 10g，钩藤 10g，炙甘草 6g。7 剂，水煎 400ml，分早晚 2 次温服，每日 1 剂。嘱患者降压西药正常服用，适当运动。

2013年6月11日二诊：患者头痛头晕症状减轻，下肢浮肿症状明显减轻，大便成形，夜休仍稍差。查体：血压130/90mmHg，心率80次/min。舌质红，苔薄白，脉细。嘱患者续服上方加炒酸枣仁10g，磁石20g，煅龙骨、煅牡蛎各20g。14剂。

2013年6月27日三诊：未诉明显不适。查体：血压135/86mmHg，心率75次/min。复查血脂示：总胆固醇5.4mmol/L，甘油三酯1.62mmol/L，高密度脂蛋白胆固醇1.12mmol/L，低密度脂蛋白胆固醇3.9mmol/L。嘱患者续服7剂。随访6个月，患者血压平稳，甘油三酯水平稳定在2mmol/L，无明显不适。

按语：上述2例为脾虚湿蕴的典型案例，高脂血症属"本虚标实"之证，脾虚为本，痰浊为标。总胆固醇、甘油三酯、低密度脂蛋白胆固醇的升高是高脂血症的生化物质基础。脾为核心，标本皆治。高脂血症的治疗，中医强调从脾论治，以脾为核心，且具有很高的临床意义。上述2方中半夏、白术相配，共为君药，共奏健脾燥湿化饮之功；茯苓、白术相配，共为臣药，以达去水湿、助消导之效。同时，白术亦可抗凝、抗动脉粥样硬化。泽泻利水渗湿，与茯苓相辅相成，增强利水渗湿之效以祛痰。山楂助消化，活血散瘀。现代医学研究证明，山楂含有脂肪酶，可促进脂肪分解以降低甘油三酯及总胆固醇。丹参功效活血化瘀，能降低人体总胆固醇含量，抗血小板凝集及血栓形成，改善血液高凝状态。葛根内含葛根素，可显著降低总胆固醇含量，降低动脉粥样硬化指数。诸药合用，药到病除。

第二节　脑病医案

一、脑梗死

医案1

吴某，男，79岁，2010年3月14日就诊。

主诉：左侧肢体无力9月余，加重1周。

患者于2009年6月10日无明显诱因出现左侧肢体活动不利，伴有肢体麻木，口角歪斜，头晕、头痛，呈缓慢进行加重，曾于外院确诊为"脑梗死"，予以对症治疗（具体治疗不详），症状好转后出院，近一周自觉上述症状加重，左侧肢体乏力明显，症见左侧肢体活动不利，口舌歪斜，偏身麻木，偶头晕，饮食减少，睡眠欠佳，面色苍白，舌质淡暗，苔薄白，脉细。既往史：高血压病史10年。查体：神志清，精神欠佳，血压156/92mmHg，左鼻唇沟变浅，左上、下肢体肌力Ⅲ级，左巴氏征阳性。辅助检查头颅MRI示：右侧基底节区脑梗死（2010.01.06）。诊断：中风病（中经络）。证型：气虚血瘀。治法：益气养血，活血通络，予以降黏抗栓片Ⅲ号口服，同时配合中药，方以补阳还五汤化裁：生黄芪60g，当归尾10g，红花10g，川芎10g，赤芍10g，地龙10g，桃仁10g，牛膝15g，鸡血藤15g。水煎服，7剂，分早晚温服，每日1剂。

二诊：自诉服用前方后，头晕较前改善，肢体乏力缓减。继前方7剂后，血压恢复正常，气短，乏力，肢体麻木等症好转。

按语： 王老师指出，患者79岁患中风病，由于年老体弱，气血亏虚，加之后天失养，脾胃损伤，气血化源不足，气虚无以鼓动血行，血液瘀滞，血虚无力载气，气愈亏虚，气血两虚，血脉涩滞，脑络失养，故发为本病。此在中风后遗症患者中多见。《明医杂著》有云："古人论中风偏枯麻木诸症，以气虚死血为源，是论其致病之根源。"故治法当益气养血，活血祛瘀，疏通脉络，方选清代王清任所创之补阳还五汤，为治疗中风气虚血瘀证的典型代表方剂，在临床中运用得心应手。组方用生黄芪、川芎、赤芍药、桃仁、红花、当归、地龙。方中用大剂量生黄芪以大补元气，因气虚易致血瘀；川芎为"血中气药"，既能行气又能活血，使得气行瘀消；地龙以疏通经络，通利血脉；红花、桃仁以活血祛瘀。现代药理研究示黄酮类化合物，可扩张血管，改善微循环，增加脑血流量及营养脑细胞作用，具有抗血小板聚集，脱水消肿。当归补血祛瘀，清除自由基，改善脑水肿、脑缺血缺氧，缓解脑血管痉挛，促进血肿消散吸收的作用，同时对纤溶系统具有双向调节作用，可促进侧支循环开放，增加毛细血管血流。此方治疗中，生黄芪的剂量偏大，治疗时间较长，活血药物应用需依据患者的具体病情，斟酌选用。

医案2

李某，女，80岁，2011年10月14日就诊。

主诉：右侧肢活动不利10余年，加重2d。

患者10余年前无明显诱因突然出现右侧肢体活动不利，言语不利，无饮水呛咳，无头痛、头晕不适，无恶心、呕吐，未予在意。2d前右侧肢体不利加重。查头颅MRI：额顶叶区、半卵圆中心区、脑室旁白质区多发缺血、梗死灶，考虑左侧基底节区梗死灶。DWI示：左侧侧脑室旁及基底节区急性脑梗死。症见右侧肢体活动不利，言语不利，面色少华，纳差，二便调，夜休差，舌淡暗，苔薄白，脉沉细。既往有"高血压"病史20余年，血压最高180/95mmHg，间断口服"硝苯地平缓释片"，未系统监测血压；"糖尿病"病史20余年，间断口服药物，未予监测血糖。查体：意识清楚，面色少华，言语不利，对答切题，查体配合，血压136/85mmHg，双侧肢体针刺觉、位置觉、音叉振动觉对称存在，双侧肱二头肌、肱三头肌肌腱反射（＋＋）、双膝腱反射（＋＋），共济运动未见异常，Babinski征双侧（－）、闭目直立征（＋）。中医诊断：中风－中经络。证型：气虚血瘀。治法：益气活血通络，予以降黏抗栓片Ⅲ号口服，同时予以方药：党参15g，茯苓10g，当归10g，白术10g，白芍10g，桃仁10g，川芎10g，茯神30g，熟地10g，红花10g，远志10g，炙甘草6g。水煎服。7剂后，二诊自诉：肢体乏力减缓，纳食可，睡眠较前改善。继续降黏抗栓片Ⅲ号口服治疗2周。

按语：依据患者主诉"右侧肢体活动不利"当属中医"中风"范畴。患者神志清，故确诊为"中经络"。患者先天禀赋不足，元气渐损，气虚则血运不利，瘀阻经脉，发为中风。脉道痹阻，脑髓失养，故见言语不利。精亏不能上荣于面，故见面色少华。舌淡暗，苔薄白，脉沉细为气虚血瘀之象。综上所述，本病病因为素体禀赋不足，元气渐损；病机为气虚不能行血，瘀血阻于脉道；病位主要在脾肾；病性为本虚标实：气虚为本为虚，血瘀为标为实。若治疗及时得当，预后尚可，反之则易出现变证甚则迁延难愈之症。

医案3

钱某，女，浙江人，54岁，2012年1月10日就诊。

主诉：右侧肢体不遂1年。

症见右半身肢体活动不灵，麻木，面白少华，形体消瘦，神倦肢乏，气短懒言，心胸悸动，头晕目眩，汗出多，纳差，排便困难，右侧肢体肌力Ⅱ级，舌淡，苔白，脉细弱。辨证：气血两虚，经脉失养。治以养血活血，益气健脾。方选八珍汤加减，处方：党参20g，茯苓10g，黄芪15g，当归10g，白术10g，肉苁蓉10g，熟地10g，白芍10g，焦三仙各10g，砂仁6g（后下），炙甘草6g。

服上方10剂，同时予以降黏抗栓片Ⅲ号口服。患者病情好转，精神可，面色渐红润，进食增加，排便困难减轻。

按语：八珍汤源自《瑞竹堂经验方》，主治面白或萎黄，头晕目花，肢倦乏力，气短懒言，怔忡心悸，食欲差等病症。本例患者系脾胃素弱，健运失司，中风后多卧床不起，耗伤气血，使脾胃运化功能更差，气血生化不足，肢体筋脉失于濡养发病，据证选方，以八珍汤补气养血化瘀，同时脾为后天之本，为气血生化之源，故配以砂仁、焦三仙醒脾化湿，开胃消食，纳食渐增则气血易复。同时配合降黏抗栓片Ⅲ号以益气养血、活血通络，故病安症减。本证多因虚致病，治法以补法为要，盲目活血恐更伤气血，加重病情。

二、脑出血

医案1

赵某，男，54岁，2013年3月26日就诊。

主诉：左侧肢体活动不灵7个月。

患者 7 个月前外出回家后家人发现言语不利，数分钟后出现左侧肢体活动不利，意识清楚，无头痛、恶心呕吐，无肢体抽搐、大小便失禁，家人立即送至医院，查头颅 CT 示右侧基底节区脑出血，量约 25ml，遂入住神经外科按"脑出血"治疗，入院生命体征平稳，左侧肢体活动不利伴有言语含糊不清，出院后给予"盐酸贝那普利片 5mg，1 次/d""硝苯地平控释片 30mg，1 次/d""丙戊酸钠缓释片 0.5g，2 次/d"。现症见意识清，精神差，目光欠灵活，应答切题，左侧肢体活动不利，无饮水呛咳、吞咽困难等症，纳食差，夜休一般，大便偏干，小便正常。舌质淡暗，苔少，脉弦细。查体：血压 126/74mmHg。右侧颞枕部可见一斜向约 5cm 缝合疤痕。肌力：左上肢 0 级，左下肢 Ⅲ⁻ 级，右侧上下肢 Ⅴ 级。肌张力：左侧上下肢增高，右侧肢体不高；右侧指鼻、指指、轮替动作、双侧跟膝胫运动稳准，左侧不能配合完成。既往"高血压"病史 1 年，最高血压 186/112mmHg。西医诊断：脑出血。中医诊断：中风（气虚血瘀）。西医治疗以降压达标，改善脑供血，改善侧支循环以促进神经细胞修复，营养脑神经等为原则；给予口服盐酸贝那普利片、硝苯地平控释片以控制血压，尼莫地平片口服以改善侧支循环，甲钴胺、复合维生素 B 片口服以营养神经。中医治疗予口服降黏抗栓片Ⅲ号，同时配合中药汤剂，补阳还五汤化裁：黄芪 50g，红花 10g，桃仁 10g，川芎 10g，赤芍 10g，当归尾 10g，地龙 10g，牛膝 15g，茯神 30g，鸡血藤 15g，远志 10g。水煎服，7 剂后，肢体乏力较前好转，继服 14 剂，血压正常，大便质软通畅。

按语：患者中老年男性，以"左侧肢体活动不灵 7 个月"为主诉，当属中医"中风"范畴。本病多因患者生活调摄不当，体虚久病，以致气虚血亏，脉络失充，气血无以濡养机体，复加肝风内动，夹痰横窜经络，脉络阻塞不通，筋脉失于滋养，肢体脉络不通，则见左侧肢体活动不灵。本病病位在脑，涉及肝脾肾；病性为本虚标实。病因病机为气虚血瘀，脉络瘀阻。辨证属气虚血瘀。中风发病多在 50 岁以后，随年龄增加患病率就越高。年高之人，经脉闭阻，气血滞留或恼怒所迫，血于气并走于上，血液外溢脑脉之外或闭阻脑脉发为中风。李东垣曾在《医学发明·中风有三》中云："中风者，非外来风邪，乃本气自病也。凡人年逾四旬，气衰者，多有此疾，壮年之际无有也，若肥盛则间有之，亦形盛气衰如此。"《景岳全书·非风》明确指出："人于中年之后，多有此证，其衰可知。经云：人年四十而阴气自半，正以阴虚为言也。夫人生于阳而根于阴，根本衰则人必病，根本败则人必危矣。所谓根本者，即真阴也。"沈金鳌在《杂病源流犀烛·中风源流》中也写道："人至五六十岁，气血就衰，乃有中风之病，少壮无是也，然肥盛之人，或兼平日嗜欲太过，耗其精血，虽甚少壮，无奈形盛气衰，往往亦成中风。"因此，王老师指出：年老体弱，久病多虚，中风病多虚。中风病与高龄有关，与虚有关。虚即气虚、阴虚。从气血关系来说，气虚则血瘀，多数临床患者有舌质淡暗，甚至舌有瘀斑，此乃气虚血瘀证的表现。高血压、糖尿病、冠心病、高黏血症、高脂血症皆为中风病的危险因素，这些危险因素的病史越长，越易形成中风病为多瘀、多虚的病理改变。临证要慎用攻伐之药。

医案2

贾某，男，56岁，2012年8月30日就诊。

主诉：左侧肢体活动不利2个月。

患者于2个月前起床时突发左半身瘫痪，语言不清，口眼歪斜，家属发现随即于当地西医院住院治疗，行头颅CT诊断为脑出血（未见报告）。既往有高血压病史。经治疗2个月，血压恢复正常，口眼歪斜及语言有所好转，半身不遂改善不明显，遂至西京医院中医科治疗。就诊时症见左侧手足抬举无力，不能随意活动，说话吐字欠清，口眼轻度歪斜，头晕，气短胸闷，咯痰，纳呆，二便调，舌淡红，舌边见瘀点，苔厚白，脉细弦。证属风痰瘀阻，气血亏虚，治宜活血化痰通络，益气养血息风。处方：黄芪50g，川芎15g，鸡血藤20g，丹参10g，桃仁15g，乌梢蛇20g，石菖蒲20g，全蝎5g（研末，冲服），半夏9g，天麻15g，怀牛膝20g。上方服用 2 月余，口服降黏抗栓片Ⅲ号，配合针刺，病情好转，患者能下床行走，手可持物，生活自理，言语清晰，遂要求出院继续服药，配合运动治疗。

按语： 本例中风病，经西医积极治疗诸症有所减缓，仅半身不遂改善不显。中医辨证：头晕气短，纳呆食少，舌淡脉细，是气血两虚之象；气短胸闷，咯痰，舌边瘀点，苔白厚，是痰瘀阻络之征象。治宜活血化痰通络，益气养血息风。可用化瘀通络饮化裁。方中以大剂量黄芪益气生血，使气旺血足而促进血行；鸡血藤活血养血通络；赤芍药化瘀通络；天麻祛风通络止眩；川芎、桃仁、全蝎、乌梢蛇化瘀活血通络，其中地龙、全蝎为虫类搜剔之品，可搜风通络，活血逐瘀通经，以祛风化瘀，起到草木药所不能达到的功用；半夏、石菖蒲化痰理气通络。药后痰瘀渐去，气血渐复，脉络通畅，故病情逐渐好转。其脾胃虚弱，纳运乏力者，可用白术、鸡内金、焦三仙、砂仁；药后腹胀、矢气频者，可加枳壳、厚朴；伴口眼歪斜者加白附子、僵蚕；语言不利者，可加石菖蒲、远志、胆南星；头晕血压高，可加代赭石，同时配合西药治疗。

三、抑郁症

刘某，女，70 岁，2011 年 9 月 30 日就诊。

主诉：情绪低落 6 个月，伴胸胁部窜痛 4 个月。

患者 6 个月前因与家人生气后出现情绪低落，2 个月后出现胸胁部窜痛。患者退休后闲居家中，自感空虚、心烦、失落，甚至出现失眠，曾于外院就诊，予以安神胶囊、地西泮片等药物治疗效果不明显。既往有浅表性胃炎病史。6 个月前因生活不顺致胸中气窜，胁肋疼痛不适。现症见精神差，情绪低落，自觉头部刺痛不适，健忘失眠，纳呆，口干苦，腹胀，大便干结，3～4d 1 行，小便频数，腰膝酸困，舌质暗淡，苔微腻，脉细涩。查体：意识清，精神差，睡眠差，否认存在幻觉妄想症状，情感反应抑郁表现突出，意志行为未见明显异常。SCL－90 评估：中度抑郁，焦虑，躯体症状为轻度。辅助检查：血常规、甲状腺功能、肝肾功能未见异常。脑电图：大致正常脑电图，心电图正常。西医诊断：抑郁状态。中医辨病属郁症，证属肝郁气滞、肾虚血瘀。方选柴胡疏肝散和六味地黄丸加减：熟地黄24g，山药12g，桃仁12g，山茱萸12g，当归12g，川牛膝12g，牡丹皮9g，泽泻9g，红花9g，茯苓9g，赤芍药9g，川芎6g，柴胡6g，桔梗6g，枳壳6g，香附6g，甘草6g，龙胆草6g。治疗3周后余诸症均有所减缓。之后口服中成药柴胡疏肝散和六味地黄丸巩固。

按语：郁病在老年人群中多见。该病对老年人的生活质量影响严重。年事已高则肾气渐亏。肾是一身脏器之根本，为先天之本，肾虚则他脏易失调。若肝失肾阴滋养则"水失涵木"，则肝郁气结，气机失畅，血瘀痰凝；心失肾阴上承则心火独亢，易扰心神而出现情志异常。老年人病久多肾虚，多瘀。故以疏肝解郁、补肾化瘀为治法。组方重用熟地黄，长于滋阴补肾，填精益髓；山茱萸滋补肝肾之阴，秘涩精气；山药健脾补虚，涩精固肾以补后天充先天。三药相伍，既可滋阴补肾又具养肝补脾之效。肾为水脏，易犯水浊内停，故以泽泻渗泄湿浊，并防熟地之滋腻性；阴虚阳亢，以牡丹皮清泄相火虚热，并制山茱萸之温；茯苓淡渗脾湿，既可助泽泻泄肾浊，又可助山药运脾以充养后天，奏滋补肝肾之效；桃仁、红花化瘀生新；柴胡疏肝理气解郁；枳壳调畅上焦之气而宽胸；甘草和中补脾，合芍药可缓急柔肝止痛，调和诸药，达到行气活血而疏肝；桔梗可载药上行；川牛膝补肝肾，通利血脉，引血下行。诸药合用，活血化瘀而不伤血，疏肝解郁而不耗气，相辅相成，可长期服用。

四、失眠

医案1

张某，男，工会干部，57岁，2011年10月20日就诊。

主诉：失眠6年，加重伴头痛头昏3个月。

患者 6 年前因工作压力大导致严重影响睡眠，就诊某三甲医院神经内科诊断为"严重神经衰弱"，给予安定类药物疗效不明显。随后多次于当地社区医院就诊，给予中药汤剂治疗，疗效欠佳。现症见入睡困难，眠浅易醒，醒后多不能再入睡，伴见头昏，头痛，健忘，汗出多，自觉四肢疲倦无力，偶有心悸气短，面苍白少华，几乎丧失工作能力，舌红少苔，脉细数。

患者以"失眠 6 年，加重伴头痛头昏 3 月"为主诉。中医辨病属不寐；辨证属气血两虚，心神失养。治法：益气养心，补血安神。拟用养心安神汤化裁，处方：北五味子 6g，麦冬 12g，茯苓 10g，太子参 15g，茯神 10g，龙眼肉 10g，当归 10g，生龙骨 20g，生牡蛎 20g，炒酸枣仁 15g，炙远志 6g，柏子仁 10g，夜交藤 30g，肉桂 3g，黄连 6g，炙甘草 6g。

上方服用 7 剂后，自诉睡眠较前改善，继服 3 周后，症状明显减轻，自诉入睡时间缩短，做梦、觉醒次数明显减少，汗出可，偶有头痛、头昏，调治月余而愈。

按语：患者属中老年男性，久病体弱，因长期工作压力出现虚劳，日久耗伤气血，使气血亏虚，血虚神无所养，血属阴，阴不维阳，故见入睡困难，睡中多梦，醒后不易再入睡；气虚无以固摄津液，故汗多；气血虚弱，头面失于濡养，则见面色苍白少华；脑脉失养，故见头昏、头痛、健忘。方中麦冬、五味子，滋养五脏，清心，敛阴；太子参、茯神、茯苓能益心气；龙眼肉、当归能补心血；生龙骨，入肝安魂；生牡蛎，入肺定魄；远志能交通心肾，得茯苓、茯神通心气下交于肾，合奏心肾相交之效；佐以麦冬，滋心阴，散心郁以安神；炒枣仁补肝血，敛心气；柏子仁养心肝，定惊悸，益心血；夜交藤安神除梦除烦；炙甘草，调和诸药；黄连、肉桂交通心肾。全方共奏益心血，补心气，镇心惊，安心神。

医案 2

徐某，男，52 岁，2013 年 5 月 4 日就诊。

主诉：进行性失眠加重 2 个月。

患者2个月前因与人发生争执出现失眠，逐渐加重，甚则彻夜不寐，自诉白天醒后自觉头昏脑涨，不能正常工作，食少，纳呆，消瘦，倦怠乏力。曾口服镇静类安眠西药无效。中医诊断：不寐。证型：气郁不疏，痰湿内生。治法：燥湿化痰，清心安神。方选安神煎化裁，处方：炒陈皮8g，胆南星6g，法半夏9g，石菖蒲10g，郁金10g，莲子心10g，茯神15g，龙齿20g，炒酸枣仁15g，炒麦芽30g，炙甘草6g，大枣6枚。7剂，临睡前温服。睡前以温热水洗脚。复诊自诉能入睡，更服7剂，平均每晚可以睡6h，精神渐佳，可正常工作。

按语： 患者因精神紧张，心情不畅而致失眠，气郁不舒影响脾气运化，湿聚成痰；或因气郁化火，炼液为痰。明戴思恭指出"有痰在胆经，神不归舍，亦令不寐"，同时指出，"理痰气"为治疗本病的"第一要义"。组方用陈皮、茯神、半夏、甘草，取二陈汤之义，燥湿化痰，茯神兼有宁心安神之效；加胆南星以加强化痰的作用并兼有清热；菖蒲、郁金、莲子心解郁清心化痰，现代药理学研究表明，石菖蒲、龙齿具有镇静宁心安神作用；酸枣仁养心安神助眠；麦芽消食健脾和胃。诸药合用，共奏燥湿化痰，清心安神之功。本证的审证要点以痰湿内停之象，症见胸闷不适，厌食，头痛等。临证之时，若见舌红，口干者，去陈皮，加天冬、麦冬、何首乌滋阴清热生津。

第三节　脾胃病医案

一、慢性胃炎、胃溃疡

医案1

李某，男，69岁，2009年6月8日就诊。

主诉：反复腹痛、腹胀40d，加重伴呕吐半月入院。

患者40d前无明显诱因出现上腹部隐痛腹胀，食后胀、痛加重，5 月 15 日于当地社区医院住院治疗，住院期间因不慎摔倒而致左侧股骨颈骨折，予以手术，术后恢复良好。半月前无明显诱因再次出现呕吐，呕吐物为胃内容物，自诉腹胀好转不显，且食后上述症状加重，呕吐时感头晕、头胀痛，现症见腹部隐隐作痛，腹胀，偶感胸闷，食后易吐，食欲差，大便 3d 未行，舌质淡红，苔白腻，脉细滑。既往有"冠心病心绞痛"病史，现仍服药，有"高血压"病史，服用酒石酸美托洛尔片降压，有"高脂血症"病史；否认肝炎、肺结核等传染病史。查电子胃镜提示：胃底黏膜苍白水肿。可见一 2.5cm×3.6cm 隆起球形肿物，界清，近端黏膜光滑，远端可见咖啡色样的液体滞留。胃体黏膜苍白水肿。胃窦黏膜呈花斑样改变，苍白水肿，蠕动可。幽门变形，开闭正常。十二指肠球、降部黏膜苍白。提示：①胃溃疡；②慢性浅表性胃炎；③十二指肠球炎（2009 年 6 月 8 日，西京医院）。中医诊断：①胃脘痛（痰瘀阻络、脾虚湿困证）；②呕吐。西医诊断：①胃溃疡；②慢性浅表性胃炎。治以运脾化湿消胀，和胃降逆止痛。方药：太子参 30g，茯苓 20g，白术 15g，陈皮 5g，白芍药 20g，法半夏 10g，藿香 10g，枳实 10g，竹茹 10g，苏梗 10g，大枣 10g，炙甘草 6g。4 剂，水煎服。

二诊：服前药后，自诉呕吐止，腹痛、腹胀较前缓减，但心胸部仍感疼痛不适。调整处方：太子参 30g，茯苓 20g，白术 15g，陈皮 5g，竹茹 10g，法半夏 10g，枳实 10g，甘草 5g，大枣 10g，苏梗 15g，丹参 10g，砂仁 5g（后下），薏苡仁 20g。服用 4 剂。

三诊：自诉心胸疼痛不适消失，纳食佳，二便调，上述中药化裁，4 剂。

按语：本病例中患者以"胃痛，呕吐不适"前来就诊，病情并不复杂，作为临床常见胃痛病症，将其定于脾胃系疾病，治法以健脾益气为主，选方以四君子汤化裁治疗多能取效。由于病人年龄已高，同时兼有心脑血管病等基础疾病，也有出现相应胸闷胸痛、心胸不适等症候，故前人有"胃病者，腹䐜胀，胃脘当心而痛"（《灵枢·邪气脏腑病形》）的说法是有临床依据的。因此，临床诊治中应完善相关病史采集与相关检查，在胃脘痛诊治的同时，需要明确鉴别真心痛与胃痛，以免误诊、漏诊。

医案2

吴某，女，54岁，2010年8月18日就诊。

主诉：胃脘部痞满不适7个月，加重6d。

患者于7个月前无明显诱因出现胃脘部痞满不适，自觉剑突下隐痛，反酸，嗳气，饭后多加重，曾服用"西咪替丁（泰胃美）、消胀片"等药治疗，症状未见好转，现症见胃脘部痞满疼痛，胸闷，心慌，劳累或活动后多出现气促，时感胸部压榨性疼痛，偶有下腹部隐痛，口干，口苦，纳差，失眠，小便量少，大便溏，2～3次/d，淡红舌，苔白腻，边有齿痕，脉弦。肝胆胰脾B超示：脂肪肝。钡餐（消化道）示：考虑十二指肠球部溃疡。胃镜示：胃底：黏膜模糊不清、充血，量中。胃体：黏膜充血。胃窦：黏膜充血水肿，花斑样分布，局部片状潮红，散在渗出糜烂。十二指肠球部：黏膜水肿充血，后壁0.4cm×0.3cm凹形溃疡，界轻，边缘光滑。余未见异常。诊断报告：①十二指肠溃疡；②慢性浅表性胃炎。既往有"慢性胃炎"病史13年。中医诊断：胃脘痛（肝郁脾虚痰浊证）。西医诊断：①十二指肠溃疡；②慢性浅表性胃炎。以疏肝解郁，补脾气养胃气为法。方药：太子参30g，白术15g，茯苓20g，石斛15g，麦芽30g，丹参10g，郁金10g，扁豆20g，合欢皮15g，白茅根20g，炙甘草6g。7剂。若疼痛明显，可加用砂仁、木香、延胡索、佛手等。后偶见患者，自诉服用药物后症状明显好转，腹痛、腹胀消失，偶有胸闷，余未见明显不适，遂未再就诊。

二、慢性肝炎、肝硬化

医案1

患者杨某，女，60岁，2012年6月21日就诊。

主诉：发现乙肝6年，乏力、纳差2个月。

患者"慢性乙型肝炎"病史6年，口服抗乙肝病毒药物治疗。

自行停药 2 个月，自觉乏力，体力活动后乏力明显，食欲差。现症见全身乏力，纳差，少气懒言，腹胀，小便黄，大便干结，3~4d 1 行，无恶心、呕吐，舌质淡，舌体胖大，苔白，脉细。体格检查：肝病面容，巩膜、皮肤黏膜无黄染，肝掌可疑，未见蜘蛛痣，皮下无出血，肝区叩痛阴性。病原学检查：HBV－DNA 1.69×10^7 copies/ml。肝功能：ALT 602.5U/L，AST 381U/L，PTA 79.2%。血常规：WBC 1.9×10^9/L，N%35.5%，HGB 142g/L，PLT 110×10^9/L。

西医诊断：慢性乙型肝炎。中医诊断：胁痛（肝郁脾虚，湿热内阻）。治法：疏肝理气，健脾化湿。具体用药如下：生黄芪 30g，白术 12g，党参 20g，茯苓 15g，薏苡仁 15g，山药 25g，枳实 15g，半夏 10g，陈皮 12g，柴胡 15g，郁金 15g，香附 15g，当归 12g，栝楼 10g，白芍 25g，火麻仁 12g，酸枣仁 20g，黄连 6g。服药 10d 后，乏力明显改善，食欲好转，仍有口干，大便干，前方加入黄芩、栀子清热解毒之品，疗效显，后期随访亦上方灵活加减。

按语：王老师指出，该患者以脾虚为主，脾虚则运化无力，水谷之精不得输布于全身，故见全身乏力，少气懒言；脾主运化水谷，胃主受纳腐熟，寒湿困阻脾胃，脾运胃纳失职，故食欲差，腹胀；气虚无力推动肠道糟粕，则大便干结；齿痕舌，体胖大均为寒湿上泛，浸渍于舌。治法为化湿运脾，疏肝调气。方药中，黄芪、党参补气运脾；白术、茯苓燥湿健脾；薏苡仁、山药补脾渗湿；枳实、半夏、陈皮行气消胀，降逆和胃止呕；柴胡、郁金、香附疏肝理气；当归养血滋阴；白芍柔肝养阴，同时可防温燥劫阴；火麻仁润肠通腑；黄连清泻火热，酸枣仁养心安神，改善睡眠。若患者有下肢浮肿，可加泽泻、泽兰以利湿消肿。疗效显，后期随访亦上方灵活加减。

医案 2
李某，男，54 岁，2011 年 9 月 15 日就诊。
主诉：右胁隐痛伴腹胀 2 月。

患者 2 月前自觉右胁肋隐痛，乏力倦怠，厌油腻食品，腹胀，遂来我科就诊。既往有乙肝病史 30 年。现症见右胁隐痛不适，倦怠乏力，食后易腹胀，食油腻加重明显，口微苦，偶可见鼻涕中血丝，大便色灰白如陶土，日 1 次，成形，舌质暗紫，苔腻，脉沉滑。体格检查：皮肤巩膜黄染，未见明显蜘蛛痣、肝掌，肝区压痛（±），肋下未触及肝脏，可触及脾肋下约 2cm，双下肢浮肿。查腹部 B 超示：肝硬化，门静脉高压，约 1.1cm，脾大。肝功：ALT 132U/L，ALB 31.9g/L，AST 170U/L，A/G：0.9，TBIL 54.1μmol/L，DBIL 24.1μmol/L，IBIL 29.9μmol/L，HBV - DNA 6.31 × 10^6 copies/ml。血常规未见异常。

西医诊断：肝硬化。中医诊断：胁痛（肝郁脾虚，瘀血内阻）。治法：疏肝健脾，活血祛瘀。处方：半夏 10g，白术 15g，茯苓 15g，三七 10g，白芍 15g，当归 20g，丹参 20g，陈皮 15g，茵陈 20g，桃仁 15g，云苓 15g，大黄 10g，大腹皮 20g，桂枝 12g，路路通 15g，炒白术 15g，侧柏炭 30g，藕节炭 30g。上方调治 2 月余，精神好转，无明显腹痛腹胀，食纳增，浮肿减轻。仍见乏力，少气，偶有气短，舌淡暗，苔薄白，脉沉。再次辨证，证属脾虚失运，瘀血内停。拟治法为补气运脾，祛瘀通络，前方加入党参、鸡内金健运脾气。

按语：王老师认为，郁为百病之源，诸病之始。而肝的功能与气机的运行最为密切，肝主疏泄，喜条达，肝病则疏泄、条达失畅，气机易阻滞而致血行不畅、津液输布不畅而形成气郁、湿停、血瘀；肝郁日久，易化火热劫灼阴液而致肝阴耗伤，或因湿热疫毒留恋，日久易伤阴液导致肝阴不足，肝络失荣，肝体失柔，则肝失条达，肝郁渐甚，久可致瘀血。血瘀内停，影响肝气疏泄、气机条畅，则更加阻滞血液运行，二者彼此影响，因果相因，使病情恶化加重。因此，治疗上要注重活血化瘀。瘀去则血运通畅，气机得疏，才能复肝用。其病机关键在于肝郁脾虚。白术、半夏、陈皮、茯苓等以补气运脾，甘淡渗湿，配伍大腹皮、紫苏等理气之品以调和脾胃。选用甘温之三七，入肝、胃经，同时有活血化瘀止血之功，具有瘀去正气不伤特点，为治疗瘀血证良药。

王宗仁老师认为肝纤维化病位在肝，病性以本虚标实为主。脾胃素弱，肾阴亏损为本虚的主因；肝郁气结，瘀阻脉络为标实关键。其发病的根本原因在于正气虚弱，病理基础为瘀血阻络。一方面肝纤维化发生与慢性肝炎有密切关系。邪毒内蕴，迁延日久，正气损伤，抵抗能力下降，免疫低下，使急慢性肝炎恶化发展为肝纤维化。同时肝损因素累积最终导致肝郁失疏，而肝主疏泄功能的正常发挥影响脾升胃降的气机协调，若肝郁气结，横逆犯脾，脾失健运，则易形成肝郁脾虚，肝郁气结则血运不畅。另一方面，肝纤维化形成的重要因素在血运失畅，瘀阻脉络。肝主疏泄，为风木之脏，调节机体气机，肝气郁滞，血行不利，则脉道不通。肝藏血功能的失常亦是形成血瘀证的重要病理因素。肝经循两胁，邪犯肝经，两胁不适，或表里相传，或母子相受，均侵犯于肝。肝者，藏血之所，肝受邪则血运失常，瘀滞经脉，复致肝络失养，使瘀血与肝脏损伤加重。因此王老师治疗肝纤维化的临床用药规律为气阴双补为主，兼顾活血化瘀、疏肝调气、解毒清热利湿等。临证中常选的疏肝调气之品有柴胡、枳壳、香附、陈皮、郁金等；配伍养血滋阴之类，如白芍、当归等；辅以活血化瘀之属，如丹参、鳖甲、红花、三七、桃仁等。以达肝气调，肝阴养，瘀血祛之功。

医案3

孙某，男，60岁，2011年6月6日就诊。

主诉：浮肿5月，腹大2月。

患者2010年11月因劳累后出现周身乏力，双下肢肿，齿衄，未见其他症状，于当地医院就诊，查血小板59×10^9/L。CT示（腹部）：肝脾大。B超示：胆囊炎性水肿，肝脾大。钡餐（上消化道）示：食管胃底静脉丛曲张。既往"乙型肝炎"病史10余年。西医确诊为肝硬化。治疗给予保肝、补充维生素等。2月后，双下肢出现浮肿，按之微陷，于2011年4月，渐显腹水，伴肝区疼痛、腹胀、纳差、乏力、出血等，治疗予以利尿、补充蛋白、保肝等，病情有所减缓，但易反复，遂来门诊就诊。现症见腹部胀大如鼓，青筋暴露，皮色苍黄，口苦，时有衄血，心烦不安，纳差神疲，非药小便不利，大便不畅，舌质紫红，苔厚浊腻，脉滑弦。西医诊断：肝炎后肝硬化（失代偿期）。中医诊断：臌胀（湿热困脾，气滞瘀阻）。治则：清利热湿，利水运脾，化瘀行气，辅以通腑泄浊。具体用药如下：茵陈 10g，茯苓 15g，生薏仁 20g，泽泻 12g，柴胡 15g，猪苓 12g，郁金 12g，鳖甲 15g，丹参 12g，茜草 12g，山栀 9g，丹皮 9g，炒白术 15g，香附 9g，鸡内金 10g，黄柏 9g，生大黄 6g，白茅根 20g，生甘草 6g。

二诊：上方化裁调治 2 月余，腹水消退，精神好转，下肢浮肿消，食纳增，衄血止。仍见腰酸乏力，少气，偶有气短，舌淡暗，苔薄白，脉弱。复查 B 超：肝右叶体积缩小。再次辨证，证属脾虚失运，瘀血内停，肝肾不足。拟治法为补气运脾，祛瘀通络，补肝益肾。处方如下：党参 15g，丹参 20g，沙参 15g，鳖甲 15g，茜草 12g，黄精 15g，香附 10g，山楂 12g，甘草 6g，白茅根 15g，鸡内金 15g。继续调治 1 月余，收全功。

按语： 王宗仁老师认为，风、痨、臌、膈作为中医四大疑难病症，治疗棘手。臌胀作为肝病晚期，多因慢性肝炎迁延难愈而成，内蕴湿热，日久则气滞、水湿、瘀血停聚，形成臌胀肝积。该患者初诊中医辨证为湿热困脾，气滞瘀阻。治疗以清利热湿，利水运脾，化瘀行气为法。方中茵陈、黄柏、茅根清利热湿，炒白术、鸡内金、香附理气运脾，丹参、丹皮、郁金、鳖甲、茜草活血散络。选药清热而不败胃，利湿而兼顾护阴，行气而不耗气，活血而破血。守法调治 2 月余，湿去，热清，转变为脾虚失运，瘀血内停，肝肾不足之证突显，故又确定治法为健脾益气，滋肾通络，以图收功。

第四节 肾病医案

一、慢性肾炎、肾病

医案1

张某，男，58岁，2009年7月24日就诊。

主诉：尿检异常4年。

患者4年前体检时发现尿常规：蛋白＋＋，隐血＋。在当地医院诊断为"慢性肾小球肾炎"，先后予以缬沙坦胶囊和复方肾炎片等中西药物治疗。多次复查尿常规：蛋白＋～＋＋＋，隐血＋～＋＋，24h尿蛋白定量波动于0.67～1.15g。2009年5月8日感冒后1d出现肉眼血尿，在外院行肾活检穿刺术。病理结果提示：IgA肾病，中度系膜增生伴局灶节段性肾小球硬化、间质广泛纤维化。给予雷公藤多苷片、金水宝胶囊治疗2月余，24h尿蛋白定量无明显减少，7月20日查24h尿蛋白定量0.74g。2009年7月24日患者求治于王宗仁老师。初诊症见疲倦乏力，腰膝酸软，常有咽部不适，双下肢轻度浮肿，纳差，眠可，小便量可，泡沫尿，夜尿1次，大便每日1次，质干，舌淡暗，苔白腻，脉细弦。既往无高血压、糖尿病、乙肝等病史。辅助检查：尿常规：蛋白＋＋，潜血＋＋。尿相差：红细胞满视野，变形率100%。24h尿蛋白定量0.95g。肾功能：血肌酐69.6μmol/L。

西医诊断：慢性肾小球肾炎，IgA肾病。中医诊断：肾风（脾肾气虚兼血瘀）。中医辨病辨证依据：该患者IgA肾病诊断明确，临床表现为血尿、蛋白尿多年，并伴有腰膝酸软，乏力，浮肿等症状。四诊合参，当属中医学"肾风"范畴，该病主要与脾肾两脏有关。该患者病程较长，久病损及脾肾，脾肾气虚，则见乏力；脾失运化，肾不能主水，以致水湿泛滥而成浮肿；腰为肾之府，肾主骨生髓，肾气虚，则见腰膝酸软；脾肾气虚，不能固摄而精微下泄，而致蛋白尿。舌淡黯，苔白腻，脉细弦均为"脾肾气虚兼血瘀"之象。故辨证为脾肾气虚兼血瘀证。治法：益气健脾补肾，化浊活血。处方：北黄芪20g，党参15g，白术15g，桃仁10g，泽兰15g，丹参20g，山萸肉10g，制首乌15g，菟丝子15g，杜仲15g，薏苡仁20g，砂仁5g（后下），甘草5g。7剂，每日1剂，早晚分2次温服。辅以黄芪口服液1支，每日3次，百令胶囊4粒，每日3次，氯沙坦钾片50mg，每日2次。

2009年8月21日二诊：症见神疲乏力，腰膝酸软减轻，双下肢浮肿消失，胃纳好转，大便软。查24h尿蛋白定量0.59g。尿常规：潜血＋＋，蛋白＋＋。尿相差：红细胞满视野，变形率95%。处方：北黄芪20g，石韦20g，白术15g，桃仁10g，泽兰15g，丹参20g，芡实20g，制首乌15g，菟丝子15g，薏苡仁30g，砂仁5g（后下），小蓟15g，甘草5g。10剂，每日1剂，早晚分2次温服。

2009年12月18日三诊：患者上述症状较前好转，偶有乏力，纳眠可，二便调，舌淡红，苔薄白，脉细。处方：北黄芪20g，山茱萸10g，女贞子15g，首乌15g，菟丝子15g，盐杜仲15g，郁金15g，白术15g，甘草5g。10剂，每日1剂，早晚分2次温服。

2010年1月15日四诊：患者复诊，无明显不适。查24h尿蛋白定量0.23g。尿常规：潜血＋，蛋白＋。尿相差：红细胞12～20个/HP，变形率80%。肾功能：血肌酐64.0μmol/L。处方：北黄芪20g，山茱萸10g，女贞子15g，首乌15g，菟丝子15g，盐杜仲15g，郁金15g，甘草5g。7剂，每日1剂，水煎服，早晚分2次温服。随访5个月，尿蛋白－，经治疗半年后，患者症状缓解，蛋白尿消失，肾功能正常。

按语：该患者是以反复镜下血尿、蛋白尿多年，伴有腰膝酸软，乏力，浮肿等临床表现的IgA肾病，根据患者症状、体征及舌脉表现辨证为脾肾气虚兼血瘀之证，曾服用雷公藤多苷片、金水宝胶囊后效果不甚明显。王老师运用健脾补肾、益气活血法，方选四君子汤为主健脾益气，并加入山茱萸、制首乌、菟丝子、盐杜仲之品以补益肾精。虽为虚证，但不可一味妄补，需加用活血化瘀之品，如桃仁、丹参、泽兰等；肾脏病理提示以硬化为主的，再佐以少许砂仁化湿，并除诸补药之滋腻。关于本病，《黄帝内经》中有"溺血""溲血"的论述，隋代《诸病源候论》中指出："心主血，与小肠合，若心象有热，结于小肠，故小便血也。"明代李梴《医学入门》云："溺血纯血全不痛，暴热实热利之宜，虚损房劳兼日久，滋阴补肾更无疑。"并提出用四物汤加山栀、黄芩、黄连，单用琥珀散、小蓟引子、五苓散、肾气丸、导赤散等治疗，时至今日，这些方剂仍是治疗肾风的常用方。中医早已认识到肾风一病的病因病机非止一端，它与外感病邪化热内侵，或劳倦及情志内伤，或先天禀赋不足，脏腑功能失调，皆有关系。归结起来，主要与太阴脾肺和少阴心肾有密切关系。肺气不足，卫外无能，外邪易侵，化热入内，随心火下蛰于肾，迫伤阴络而血液下泄致尿血；情志不遂，抑郁化火，心火下迫，血为火动而妄泄；脾气亏损，气血失于统摄亦可致尿血；肾脏内寓真阴真阳，为水火并居之脏，若肾阴不足，水亏火炎，伤及阴络或肾之阳气不足，固摄无权，血液精微下泄，均可致尿血或蛋白尿。本病较重时易并发水肿，多因内热较重又夹杂湿邪内郁及脾肾运化水湿功能失调，水湿内蓄外泄而致。对于此病的治疗中，应以健脾补肾，化浊活血为法。

医案2

罗某，女，45岁，2011年3月16日就诊。

主诉：反复眼睑和双下肢浮肿5年，加重1月。

患者5年前无明显诱因出现颜面及双下肢浮肿。在某院查尿常规示：尿潜血＋＋，尿蛋白＋＋。于当地医院诊断为"慢性肾炎"，给予口服氯沙坦钾片、呋塞米片、百令胶囊等药物治疗。复查尿常规：尿潜血＋＋，尿蛋白＋＋＋。尿相差：红细胞满视野，变形率90%，白细胞6~8个/HP。继续上述药物治疗。此后定期复查，病情反复出现。2011年2月26日，患者因劳累、感冒后病情加重，自行服用利尿剂、抗炎药后，症状有所缓解。1 周前再次感冒，随后出现双下肢浮肿，于当地诊所行静点青霉素、服用感冒药等治疗后症状无明显好转，经病友介绍，遂求治于王宗仁老师。初诊症见精神疲倦，腰酸乏力，眼睑轻度浮肿，双下肢中度凹陷性水肿，头晕、口干、口苦，无恶寒发热，偶有干咳少痰，无胸闷气促，纳差，小便色黄，大便调，舌淡暗，边有齿痕，苔黄腻，脉滑。既往无高血压、糖尿病、乙肝等病史。辅助检查：血压 122/76mmHg。血常规：白细胞计数 8.7×10^9/L，血红蛋白 97g/L。尿常规：尿蛋白＋＋＋，尿隐血＋＋＋。尿蛋白定量 2.647g/24h。肝功能：白蛋白：31g/L。尿相差：红细胞满视野，变形率 90%，白细胞 6~8 个/HP。肾功能、血脂系列未见明显异常。

西医诊断：慢性肾小球肾炎。中医诊断：水肿病（脾肾气虚，痰瘀交阻）。中医辨病辨证依据：患者是以反复颜面及双下肢浮肿多年，伴有精神疲倦，腰酸乏力，血尿、蛋白尿等为临床表现的慢性肾小球肾炎。四诊合参，当属中医学"水肿病"范畴，本病病程较长，久病损及脾肾，脾肾气虚，则见精神疲倦；脾失健运，肾失开合，以致水湿泛滥而浮肿；腰为肾之府，肾主骨生髓，脾肾气虚，则见腰膝酸软；脾肾气虚，不能固摄而精微下泄，致蛋白尿、血尿；舌淡黯，边有齿痕，苔黄腻，脉滑均为"脾肾气虚，痰瘀交阻"之象。故辨证为"脾肾气虚，痰瘀交阻"。治宜健脾益肾，活血涤痰。处方：黄芪 15g，白术 15g，泽兰 15g，菟丝子 15g，牛膝 15g，桃仁 15g，白茅根 15g，猪苓 15g，茯苓 15g，桂枝 15g，车前子 15g，甘草 15g。7 剂，水煎服，早晚分 2 次温服，辅以人参北黄芪片，每次 3 片，每日 3 次，呋塞米片 20mg，每日 1 次。

二诊：服药 1 周后复诊，见眼睑和双下肢浮肿明显减轻，余症状略有好转，舌淡暗，苔黄，脉滑。2011 年 4 月 2 日查尿常规：蛋白质＋＋，红细胞＋＋＋。尿蛋白定量：2.01g/24h。处方：上方去茯苓、猪苓、桂枝、车前子、牛膝，加女贞子 15g，山茱萸 10g，茜草根 15g，生地 15g，石韦 15g，土茯苓 15g。7 剂，水煎服，早晚分 2 次温服。

三诊：服用上方 4 月后复诊，症见疲倦、腰酸乏力减轻，胃纳好转，眠可，二便调，无其他明显不适，舌淡，苔薄黄，脉滑。处方：上方去女贞子、山茱萸、茜草根、石韦，加黄芪 30g，当归 24g，丹参 15g，炒薏仁 15g，白茅根 20g。7 剂，水煎服，早晚分 2 次温服。

2011 年 8 月 10 日查尿常规：蛋白质 ±，红细胞 +。尿蛋白定量 0.310g/24h。尿相差：红细胞 5~8 个/HP，量少不分形。随访 8 月余，尿蛋白波动在 ± ~ +，尿红细胞 +，患者自觉精神好转，感冒次数较前明显减少，无明显其他不适，病情稳定，未见复发。

按语：中医在临床治疗水肿病时应注意以下几点：①必须以辨证论治为原则。引起水肿的原因是多方面的，而病理的转化又是随着病程的进退不断变化的，并表现出不同的症状。因而，治疗时应密切注意症状的变化，施以相应对策。阳水有阳水的治法，阴水有阴水的治法，绝不是以一法一方就能治愈所有的水肿。②中医治疗水肿，主要在于调整机体运化水湿的功能，水道通调，其肿自消。故而，一般获效时间较长，特别是对一些正虚邪实的患者，更是如此。为此，在治疗时，只要辨证准确，药证相符，虽一时不能见效，但仍需耐心观察，且不可二日一改方，三日一易新，反会影响疗效。③忌口问题：自古以来均认为水肿病人应忌盐腥。从临床观察，一般初起患者可用低盐，这样使水肿消退后体力较易恢复，后期病人本元虚衰，如忌盐过久会使筋骨无力，所以亦可低盐饮食。除此之外，滋腻厚味会影响脾胃运化，使水湿加重，饮食多以清淡为宜。

医案 3

王某，女，21 岁，2014 年 6 月 14 日就诊。

主诉：反复全身浮肿 5 年。

患者患水肿已 5 年余，时轻时重，经某医院诊断为肾病综合征。经泼尼松（强的松）、潘生丁治疗，水肿消退，24h 尿蛋白定量从 4g/d 转为阴性，但在激素减量过程中，尿蛋白又上升至 1.8g/d，治疗上给予甲强龙冲击，尿蛋白转为阴性，但在激素减量过程中，尿蛋白又转为阳性，如此反复多次，遂被确定为难治性肾病。其后在多家医院进行中西医治疗，疗效欠佳。近 2 月来水肿加剧，下肢尤甚，几乎难以行走。初诊症见全身浮肿，下肢肿甚，按之凹而不起，面色㿠白，肚腹肿胀如鼓，小便不利，大便艰涩难下，舌淡胖，苔白腻，脉沉迟。既往无高血压、糖尿病等病史。尿常规检查：尿潜血+，尿蛋白+++。尿相差：红细胞 10～13 个/HP，变形率 90%，24h 尿蛋白定量 3.8g/d。肝功能：总蛋白 62.8g/L，白蛋白 23.4g/L。血脂：总胆固醇 7.82 mmol/L，甘油三酯 2.51mmol/L。肾功能未见异常。B 超示：双肾大小正常。腹水（中量）。胸片示：胸腔积液（少量）。

西医诊断：肾病综合征。中医诊断：水肿（脾肾气虚，水瘀互结）。中医辨病辨证依据：患者是以面目一身悉肿，按之凹而不起，下肢肿甚，面色㿠白虚浮，眼睑难以开启，两眼如线状。肚腹肿胀如鼓，自觉胀满，小便不利，大便艰涩难下为临床表现的肾病综合征。四诊合参，当属中医学"水肿病"之范畴，主要与脾肾两脏有关。患者病程较长，久病损及脾肾，脾肾气虚，脾失传输，肾失开合，膀胱气化不利，而致水液潴留，泛滥肌肤，发为浮肿；脾肾气虚，不能固摄而精微下泄，而致血尿、蛋白尿。舌淡胖，苔白腻，脉细滑均为"脾肾气虚，水瘀互结"之象。故辨证为脾肾气虚，水瘀互结。治宜健脾益气，活血行水。处方：淡附片 30g（先煎），淡吴茱萸 10g，淡干姜 10g，肉桂 6g，炒川椒 6g，黄芪 40g，茯苓 10g，白茅根 20g，泽泻 15g，甘草 6g，细辛 6g。4 剂，水煎服，早晚分 2 次温服。

二诊：服上方 4d 后患者自己步行前来就诊，观其肿势已消之大半。患者自述服前方 1 剂后，至午夜腹痛作泄，下如稀水，连续 3 次，其势如注，总量约 5000ml。因其泻势甚猛，家人甚为担忧，意欲前来急诊，后因见其泻后自觉舒适，且精神尚佳，遂较放心观察。泄后安然入睡。次日服第 2 剂药后又泄 3 次，约 3500ml。第 3 剂服后又泄水 2 次，约 2000ml。3d 之内，水肿日见消退，精神日增，饮食知味。已能自主活动。遂来复诊。再诊其脉已由沉迟涩滞变为沉缓濡滑，按之已觉力增，舌白水滑之象已减。说明三进大剂温热，阳气已得振奋，驱逐阴寒水湿之邪由大便泄出，此为三焦畅通之象。"益火之源，以消阴翳"，仍以前法继进，温阳益气，崇土制水之法。处方：上方去白茅根、泽泻、细辛、甘草、肉桂、炒川椒，加桂枝 10g，炒川椒目 6g，党参 20g，白术 10g，黄芪用量改为 30g。4 剂，水煎服，早晚分 2 次温服。

三诊：服上方 4 付后，患者来诊，水肿全消，面色渐转红润，精神日增，饮食睡眠均佳，二便如常，行动自如，能协助家人干些轻活，脉象沉软濡滑，舌白苔润。寒湿虽去，恐其复来，为拟丸药处方，常服以资巩固。处方：黄芪 60g，党参 60g，附片 60g（先煎），干姜 20g，吴茱萸 10g，肉桂 10g，当归 30g，白芍 30g，熟地 60g，川芎 30g，白术 30g，陈皮 20g，茯苓 60g，炙甘草 30g，鹿角霜 20g，鸡内金 30g。上药共研细面，炼蜜为丸，每丸重 9g，每日早、午、晚各服 1 丸，白开水送下，如遇感冒发烧可暂停。上药服完后，身体日渐强健，水肿未再反复。

按语： 此为阴证水肿，缘于阳气衰微，阴寒内盛，闭阻络脉，气血不得流通，三焦不得通畅，水湿无由泄越，溢于肌肤而为水肿。张仲景云：病痰饮者当以温药和之。概指此言。其证肤肿按之没指，久而不起，肌肤四肢沉重发凉，时时畏寒，口淡不渴，舌胖质嫩，苔白水滑，脉象沉微，按之无力。治疗此证当以温阳为先，使阳气振奋，则寒湿自去。观本案服温热回阳剂后，由大便泄水如注，其理即如《伤寒论》所云："由脾家实，腐秽当去故也。"其方用附片、干姜、吴茱萸，三者合用，最善温阳散寒，再合辛甘大热之肉桂温阳化气，走窜行水之椒目，温经散寒之细辛，健脾利水之茯苓，故能振奋脾肾之阳气，而泄寒湿之壅盛。此证以温阳为急，故不可加入阴柔之药，若援引张介宾阴中求阳之例，加入熟地等补肾滋腻之药则误，故初诊，二诊皆不用之。水肿消退之后，以丸药善后调理则可用之。此间道理，细细揣摩，自可明之。

医案4

李某，男，47岁，2007年3月26日就诊。

主诉：发现血糖升高6年，颜面及下肢浮肿2年。

患者2001年查体时发现血糖升高，空腹血糖14.1~17.6mmol/L，餐后2h血糖15.7 mmol/L，尿糖+~+++。口服西药优降糖及中药消渴丸治疗效果一般，空腹血糖波动于6.1~8.6mmol/L之间。2005年劳累后出现颜面及下肢浮肿，于外院经多次治疗，病情时有反复。初诊症见形体较胖，眼睑和双下肢浮肿，乏力，腰酸痛，口干舌燥，渴欲热饮，小便量可，有泡沫，舌体胖大苔白而润，脉象濡软且大。既往无高血压病史。辅助检查：空腹血糖15.4mmol/L，餐后2h血糖15.7 mmol/L，尿糖+++。肾功能：血肌酐156μmol/L，尿素氮8.89mmol/L。24h尿蛋白定量：2458.0mg。眼底检查示：糖尿病视网膜病变。糖化血红蛋白测定：7.2%。

西医诊断：糖尿病肾病。中医诊断：消渴病肾病（气阴两虚兼血瘀）。中医辨病辨证依据：患者是以血糖升高，伴有形体较胖，眼睑和双下肢浮肿，乏力，腰酸痛，口干舌燥，渴欲热饮为临床表现的糖尿病肾病。四诊合参，当属中医学"消渴病"范畴，主要与肺脾肾病变有关。患者病程较长，久病损及脾肾，脾肾气虚，则见乏力；脾不能运化水液，肾不能主水，以致水湿泛滥而浮肿；脾肾气虚，不能固摄而精微下泄，致蛋白尿。舌体胖大，苔白而润，脉象濡软且大均为"气阴两虚兼血瘀"之象。故辨证为气阴两虚兼血瘀。治宜益气养阴，活血化瘀，处方：生黄芪30g，生熟地各20g，山药18g，沙参15g，麦冬15g，五味子10g，金樱子10g，杜仲10g，川续断10g，补骨脂10g，丹参15g，桃仁12 g，红花9g。7剂，水煎服，早晚分2次温服。

二诊：服上方7剂后，患者复诊，诉口渴减轻，自觉较前有力，腰痛亦好转。诊脉濡软，舌胖苔润，仍以前法进退。并嘱小心控制饮食，不吃甜食。适当多吃富含优质蛋白食品。每日运动锻炼乃治疗之本，不可忽视。处方：生黄芪30g，沙参15g，麦门冬15g，生熟地各20g，五味子10g，金樱子10g，杜仲10g，补骨脂10g，川续断10g，山茱萸10g。7剂，水煎服，早晚分2次温服。

三诊：服上方7剂后，患者复诊，自述服药后精神体力均明显增强，遵医嘱每日清晨驱车到远郊爬山，呼吸新鲜空气，心情十分舒畅。诊脉濡软以滑，舌红苔白而润，再以填补下元方法。坚持锻炼，必有收获。处方：生黄芪30g，沙参15g，麦门冬15g，五味子10g，生山药15g，天花粉15g，生熟地各10g，杜仲10g，川续断10g，补骨脂10g，山茱萸10g，枸杞子10g。7剂，水煎服，早晚分2次温服。

四诊：服上方7剂后来诊，继进益气养阴填补下元之剂，精神振奋，气力增加，劳作虽多，已不感疲劳，每日徒步登山渐增至两个山头，锻炼与治疗相配合，已初见成效。近日化验，血糖已降至正常范围，尿糖阴性。继用前法，以资巩固，运动锻炼，不可或缺。处方：生黄芪30g，沙参15g，麦门冬15g，五味子10g，玉竹10g，天花粉10g，生熟地各10g，生山药10g，杜仲10g，金樱子10g，补骨脂10g，巴戟天10g。7剂，水煎服，早晚分2次温服。以上方加减治疗半年，血糖保持正常，尿糖始终阴性，各种症状消失，体力大为增强。治疗期间，患者每天清晨坚持徒步爬山，风雨无阻，往返15km，已成习惯，因而特别感谢王老师给了他健身之道。

按语：糖尿病属中医"消渴病"范畴。消渴之名，首见于《素问·奇病论》，根据病机及症状不同，《黄帝内经》还有消瘅、肺消、膈消、消中等名称。认为五脏柔弱，过食肥甘，情志失调是引起消渴的原因，而内热是其主要病机。汉代张仲景《金匮要略》列消渴专篇，并最早提出治疗方药有白虎加人参汤、肾气丸等。隋代巢元方《诸病源候论·消渴候》论述其并发症："其病变多发痈疝。"唐代王焘《外台秘要·消中消渴肾消》引《古今录验》:"渴而饮水多,小便数……甜者,皆是消渴病也……每发即小便至甜……焦枯消瘦。"明确提出了消渴的临床特点。刘河间对其并发症作出了进一步论述,《宣明论方·消渴总论》说消渴"可变雀目或内障"。元代张子和《儒门事亲·三消论》说:"夫消渴者,多变聋盲,疮癣之类……或蒸热虚汗,肺痿劳咳。"明代戴思恭《证治要诀》提出上、中、下之分类;王肯堂《证治准绳·消瘅》在前人论述的基础上,对三消的临床分类作出了规范,谓"渴而多饮为上消,消谷善饥为中消,渴而便数有膏为下消。"清代沈金鳌《杂病源流犀烛·卷十七三消源流》曰:"有消渴后身肿者,有消渴面目足膝肿,小便少者。"似记述了消渴日久及肾,而出现水肿等症状。一般认为其病机观点是阴津亏虚、燥热偏胜,临床表现为消渴、多食、多尿等。糖尿病肾病由糖尿病发展而来,属于中医"消渴病"合并"水肿""尿浊""腰痛"等范畴,按逻辑推理也应以阴津亏虚、燥热偏胜为基础证型。但王老师认为,糖尿病肾病的中医证型与糖尿病相比发生了变化,阴虚燥热证不具有普遍性,而气虚血瘀证是糖尿病肾病的基本证型,且往往贯穿于糖尿病肾病病程的始终。益气活血法为治疗糖尿病肾病的基本治法,理应贯穿于糖尿病肾病治疗的全过程。近年来,针对糖尿病肾病的免疫功能、血流动力学和血液流变学、脂代谢紊乱等方面进行的一系列研究发现,中医药治疗糖尿病的优势并不完全表现在降低血糖的疗效上,其优势很大程度在于有效防治糖尿病所伴发的免疫功能低下、血流动力学和血液流变学异常、脂代谢紊乱等方面。正确地认识这些病理学特点,密切关注其变化,对于了解该病的病程、进展与预后,指导治疗具有实际意义,也可为中医益气活血法治疗糖尿病肾病提供依据。目前,糖尿病肾病的中医辨证分型还缺乏统一性,但很多专家根据糖尿病肾病的临床症状,也认识到糖尿病肾病气虚血瘀证更为常见。瘀血阻络是糖尿病肾病的一个特点,患者血液处于高凝、高黏状态,临床又见脾气亏虚、水湿内停症状,所以气虚血瘀、水湿内停是其基本病机。在糖尿病肾病中气虚血瘀证占主导地位，气虚血瘀贯穿本病的始终。运用益气活血法治疗，可达到预期目的。特别是早期运用，长期维持效果更为显著。

二、慢性肾功能不全

赵某，男，57 岁，2012 年 6 月 29 日就诊。

主诉：发现肾功能异常 2 年余。

患者 2 年前体检时发现肾功能异常，当地医院诊断为"慢性肾功能不全"，给予保肾、降尿蛋白等对症治疗。但是病情呈逐步加重趋势，反复就诊于多家医院，肾功能进行性恶化。1 月前在当地医院行肾功能检查：血尿酸 476.3μmol/L，肌酐 410.9μmol/L，尿素氮 13.5mmol/L。尿液分析：尿蛋白＋＋＋，红细胞＋＋。血常规：血红蛋白 84g/L。初诊症见双下肢浮肿，头晕，面色㿠白，周身乏力，腰膝酸软，舌质淡，苔白，脉沉细。既往有糖尿病、高血压病史 10 年。

辅助检查：肾功能：血尿酸 456.2μmol/L，肌酐 414.5μmol/L，尿素氮 16.5mmol/L。尿液分析：尿蛋白＋＋＋，红细胞＋＋。血常规：血红蛋白 80.0g/L。电解质：血钾 4.53 mmol/L，血钙 2.92mmol/L。腹部 B 超：右肾 9.8cm × 4.8cm × 4.3cm，左肾 10.8cm × 4.2cm × 4.1cm，肝胆胰脾未见异常征象。

西医诊断：慢性肾功能不全，氮质血症期，肾性贫血。中医诊断：肾衰病（气血亏虚，瘀浊交阻）。中医辨病辨证依据：患者以"发现肾功能异常 2 年余"为主诉，舌质淡，苔白，脉沉细。中医诊断为肾衰病，证属气血亏虚，瘀浊交阻。患者病程日久，气血亏虚，损及脾肾，脾肾气虚，则见精神疲倦；脾之运化功能失职，肾之藏精功能亏虚，则见血肌酐异常；腰为肾之府，肾主骨生髓，脾肾气虚，则见腰膝酸软；脾肾气虚，不能固摄而精微下泄，致蛋白尿、血尿；舌质淡，苔白，脉沉细均为"气血亏虚，瘀浊交阻"之象。故辨证为"气血亏虚，瘀浊交阻"。治法：益气养血，化瘀排毒。处方：西医：优质低蛋白饮食、纠正贫血、降糖、降压等支持治疗。中药：红参 12g，熟地 18g，白术 15g，黄芪 30g，当归 20g，茯神 12g，远志 10g，五味子 15g，杜仲 12g，炒白芍 15g，巴戟天 12g，大黄 6g，茯苓 15g，猪苓 15g，大腹皮 18g，山药 15g，山茱萸 24g。7 剂，水煎服，早晚分 2 次温服。

二诊：服上方 7 剂后，复诊，双下肢浮肿明显减轻，仍觉头晕，面色㿠白，周身乏力，腰膝酸软。复查肾功能：血尿酸 388.7μmol/L，肌酐 367.8μmol/L，尿素 11.5mmol/L。尿液分析：尿蛋白＋＋，红细胞＋＋。血常规：血红蛋白 85.0g/L。电解质：血钾 4.17 mmol/L，血钙 2.68 mmol/L。处方：上方去茯神、远志、巴戟天、杜仲，加黄芪 40g，益母草 20g，桃仁 10g，牛膝 12g，丹皮 12g。7 剂，水煎服，早晚分 2 次温服。

三诊：服上方 7 剂后，复诊，患者双下肢浮肿明显减轻，偶有头晕，面色淡白，乏力，腰酸较前好转。复查肾功：尿酸 352μmol/L，肌酐 367.8μmol/L，尿素 11.5mmol/L。尿液分析：尿蛋白＋＋，红细胞＋＋。血常规：血红蛋白 87.0g/L。电解质：血钾 4.27 mmol/L，血钙 2.38 mmol/L。肌酐较初诊时下降近 100μmol/L，其余各项指标均有所好转。处方：黄芪 20g，党参 15g，茯苓 15g，白术 10g，益母草 20g，桃仁 10g，麦门冬 15g，五味子 10g，牛膝 12g，桂枝 6g，甘草 6g。水煎服，每日 1 剂，病情稳定后，2～3d 1 剂。此后数年，复查肾功能稳定。

按语： 中医学无慢性肾衰之名，据其临床表现，约属中医水肿、关格、癃闭、肾风、溺毒等病证的范畴。王老师结合自己临床实践，认为该病源于各种肾脏病迁延日久之后，邪留正虚，阴阳气血亏虚以致衰败，病情由轻至重，复杂多变，甚至危殆。该病发病机理复杂，证候变化多端。病变主要涉及肾、脾、肺三脏，如发展深重可累及三焦、胃、肠、肝、胆、心包及心脏等脏腑的功能失调。中医学认为本病虽病情严重，但只要认真辨证论治仍可使部分患者病情有所好转，肾功能改善，明显延缓病情进展，甚至肾功能恢复至正常，病情完全缓解或康复。本病的病机错杂，虚实互见，寒热交错，辨证论治的思路和方法，应注重下述几点：①扶正。首重益气温阳，次为滋阴养血。②祛邪。先当降浊通便，再重宣肺化瘀。③调中。宜用辛开苦降，同时舒调三焦。④复原。坚持亦调亦补，重视调摄适宜。此外，王老师主张内服药物及灌肠、药浴等适当结合运用。该患者的治疗方案得当，收效明显，因病人病情较为复杂，故在治疗过程中西药合用，辨证准确，用药合理，考虑全面，尤其在中医辨证治疗方面，体现了中医的整体观念，相对于单纯的口服中成药，疗效显著提高，体现了运用中医药治疗肾病的优势，也是王老师既往治疗肾衰病获得良好疗效的又一缩影。

第五节　皮肤病医案

一、病毒性皮肤病

吕某，男，46岁，2011年3月5日就诊。

主诉：左侧胁肋部疼痛1月，加重1周。

患者1月前因生气而出现胸闷气短，嗳气不畅，时感胁肋部位疼痛，未引起其重视及治疗，但患者近1周症状加重明显，胁肋部疼痛难忍，尤其夜间痛不能入眠，时而伴有心前区疼痛。遂患者就诊于当地医院，查心电图、心脏B超及腹部B超均未见异常，因患者自觉心前区疼痛，疑"心绞痛"，患者到某医院，痛苦呻吟，诉心前区、胁肋部疼痛难忍，彻夜难眠，伴有口苦、口干、反酸，厌油腻，不欲饮食，按胆囊炎服用中药治疗，仍不见效果，于是来我院就诊。我们仔细查体后发现患者前后胁肋部的部分皮肤呈淡红色片状红斑，可见红色小丘疹，此处皮肤可见患者的抓痕。患者诉白天胁肋部刺痒，常搔抓，夜间刺痛，转身翻身时疼痛加重，并牵涉到后背疼痛。同时患者伴有头痛，咽干，目眩，心烦易怒，口干苦，纳差，大便干结，小便频数等症状。舌质红，苔白，脉弦，舌下静脉曲张。实验室检查：血常规、尿常规均未见异常，B超检查正常。诊断为带状疱疹，中医称"蛇串疮""缠腰火丹"。辨证为肝郁气滞，热毒蕴结。治宜疏肝理气、泻火解毒。处方：柴胡15g，郁金12g，川楝子9g，葛根15g，板蓝根20g，大青叶18g，夏枯草15g，赤芍15g，龙胆草9g，栀子10g，泽泻12g，甘草6g。3剂，水煎，早晚分服。

二诊：服药3剂后再诊，患者发热及头痛减轻，胁肋部的丘疹呈片状增多，并出现水疱、丘疱疹，伴有红肿及痒痛，部分丘疹已结痂。精神情绪略好转，大便已通畅，疼痛略缓仍剧烈异常，发作时疼痛难忍。舌质略红，苔白，脉弦数，舌下静脉曲张。上方去葛根，加金钱草15g，首乌藤20g，延胡索12g，车前草9g，黄柏12g。再服5剂，水煎，早晚分服。

三诊：服药5剂后来诊，患者述疼痛减轻，夜间可入眠，休息较前改善。无发热，无头痛，胁肋部疼痛明显减轻，皮疹未见增多，大部分水疱已经干涸、结痂，部分丘疹消退，皮损局部偶有刺痛。舌质红润，苔白，脉弦细涩，舌下静脉曲张。上方去龙胆草、赤芍、川楝子，加煅龙牡各20g，白芍12g，川芎15g，丹参15g，黄芪12g。再服5剂，水煎，早晚分服。

四诊：服药5剂后来诊，患者患处皮疹多数已经结痂、脱落，未见水疱及丘疱疹。疼痛范围明显缩小，心前区及后背部疼痛减缓，但仍有发作性胁肋部灼热及疼痛，无心慌、气短，舌质淡暗，苔白润，脉弦涩，舌下静脉曲张较前变细。给予养血祛风，活血化瘀等治疗，药用黄芪15g，当归15g，川芎15g，白芍18g，柴胡9g，葛根15g，防风12g，醋香附24g，甘草6g。服药7剂，水煎，每日1剂，早晚分服。

五诊：服药7剂后来诊，患者诉胁肋部疼痛已经基本消失，夜间休息较好，可正常翻身及转身。查体：胁肋部皮疹均已消退，患处皮肤略微发红，无刺痒及疼痛感。舌质淡红，苔白，脉涩，舌下静脉曲张明显减轻。遂嘱咐患者停药观察1个月，不适随诊，患者一切正常，未再来诊。

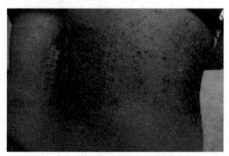

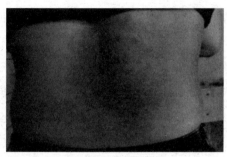

带状疱疹治疗前　　　　　　　　带状疱疹治疗后

按语：本案为王宗仁老师治疗"蛇串疮""缠腰火丹"验案之一。他认为本案患者因肝郁气滞，热毒蕴结导致气滞血瘀，牵涉到前胸后背肋间神经，故出现有肋间神经痛。王宗仁老师治疗此案大致分为五步。第一步：清利肝胆湿热，疏肝理气解毒，以直折病势。施以活血解毒、清肝泻火之剂。以泽泻、栀子清利肝胆湿热，板蓝根、大青叶等清热解毒。第二步：患者服用3剂后症状减轻，皮疹增多出现丘疱疹，且伴有红肿痒痛，部分结痂，此为里邪外达之象。去葛根，加清热利湿之金钱草、黄柏、车前草等，继续清热、解毒、祛湿，并佐以首乌藤安神助眠，延胡索理气止痛，以减少患者疼痛等不适。第三步：养血祛风，活血化瘀。王老师认为"久病多瘀，久病多虚"，津血亏耗，血虚风燥，多伴有气虚血瘀之证，故以养血祛风，活血化瘀为治疗原则，给予黄芪、当归、白芍、防风等养血祛风之品可以扶助正气，兼配合丹参、川芎、葛根等化瘀通络之药，可及时化瘀祛邪外出，防止"闭门留寇"。方中川芎能上行头目，活血行气，祛风止痛。《本草汇言》曰："川芎，上行头目，下调经水，中开郁结，血中气药，尝为当归所使，非第治血有功，而治气亦神验也。"故川芎为治疼痛之要药。第四步：活血化瘀，通络止痛。病至后期余邪未清，应以活血化瘀，通络止痛为治疗原则。加用醋香附、川芎等疏肝理气，化瘀止痛之药物，并应用延胡索养阴清热、活血止痛。诸药合用可以通络止痛，防止带状疱疹后遗神经痛的发生。从而达到经络通畅、邪祛正安、脏腑调畅、气血充盈、阴阳平衡之效果。第五步：皮肤护理，调理善后。嘱咐患者剪短指甲，避免搔抓、摩擦。同时心理治疗也非常重要。《素问·阴阳应象大论篇》有"怒伤肝""喜伤心""思伤脾""忧伤肺""恐伤肾"之说。临床上患者的不同情志对疾病有不同程度的影响。本案患者起病的诱因为患者由于生气，而出现"怒伤肝"则肝气瘀滞，不通则痛，导致疼痛难忍，彻夜不眠。所以作为医生，应多与患者加强沟通，消除不良情绪对患者病情的影响，做好健康指导，讲明情绪与疾病的关系，使之心情舒畅，早日康复。

二、色素障碍性皮肤病

吴某，女，46岁，2012年4月5日就诊。

主诉：面部对称褐色斑片15年余。

患者15年前妊娠后出现面部对称的黄褐色斑片，以两颧部为著，在多家医院中西医结合治疗，效果不佳。半年前与家人生气后色斑面积扩大，颜色较前加深，患者急于治疗，在当地私人美容院行激光治疗，由于治疗后未加强防晒，面部色斑颜色加深，留下色素沉着，心情更加烦躁，伴胸闷气短、双乳房胀痛，遂来就诊。既往史：乳腺增生及卵巢囊肿病史。查体：额部、面颊、唇周大片深褐色斑片，面颊可见毛细血管扩张。伴有月经不调及痛经，经色暗淡有血块，舌质紫暗，苔薄黄，舌体可见褐色色素沉着斑点，脉弦，舌下静脉曲张。诊断为"黄褐斑"，中医称"黧黑斑"。中医辨证为肝郁气滞血瘀，治宜疏肝理气，活血化瘀。处方：柴胡15g，郁金12g，石菖蒲12g，当归12g，川楝子12g，白芍15g，白僵蚕12g，川芎10g，丹参10g，红花9g，延胡索12g。10剂，水煎，早晚分服。

二诊：服上方10剂，患者来诊，面部褐色斑片颜色较前变淡，乳房疼痛减轻，月经不调改善，经色暗淡，月经血块减少，痛经有所改善。上方去当归，加栝楼12g，郁金12g，麸炒枳壳12g，以宽胸理气、活血化瘀。10剂，水煎，早晚分服。

三诊：服上方10剂，患者来诊，额部褐色斑片面积较前减小，乳房疼痛以胀痛为主，考虑气滞为主，血瘀较轻。上方去红花，加制乳香6g，制没药6g，木香12g，夜交藤20g，大黄6g。10剂，水煎，早晚分服。

四诊：服上方10剂，患者复诊，患者面部、唇周褐色斑片面积明显减小，颜色变淡，夜眠可，乳房胀痛减轻，大便调，舌质暗红，苔白厚腻，舌体褐色沉着斑点较前减少。舌下静脉曲张变细。根据中医"见肝之病，知肝传脾，必先实脾"的理论，原方去川楝子、制乳香、制没药，加白术15g，陈皮10g，厚朴12g，以健脾和胃。10剂，水煎，每日1剂，早晚分服。

五诊：服上方10剂后来诊，患者面部、额部及唇周褐色斑片均较前颜色变淡，心情调畅，二便调，夜休可。行经时无腹痛、无血块，经色正常，经量可，乳房胀痛明显减轻。继续服用前方10剂，后嘱咐患者服用逍遥丸1个月，面部色斑基本消退，舌下静脉曲张明显减少，月经逐渐正常。

按语：本案为王宗仁老师治疗"肝斑""黧黑斑"验案之一。根据舌脉辨证为肝郁气滞血瘀，治宜疏肝理气，活血化瘀。方中用柴胡、郁金、石菖蒲、川楝子以疏肝理气，解郁静心，用当归、白芍、白僵蚕养血和血，用川芎、丹参、红花活血化瘀；方用延胡索、川楝子行气止痛。诸药合用共奏疏肝理气，化瘀止痛之效。本病的医患沟通、饮食调摄及患者教育也很重要。防治黄褐斑日常生活要注意以下几点：生活中应注意少吃辛辣食物及刺激性食物，尽量避免日光照射，加强皮肤保湿和防晒，戒掉不良习惯，如抽烟、喝酒、熬夜、烦躁易怒、生活作息紊乱等，此外还需多喝水、多吃新鲜蔬菜和水果。应嘱咐患者饮食中注意多饮用薏米红豆粥、百合山药粥、南瓜小米粥等，长期食疗应用可达到除湿、化瘀、健脾、美白的作用。

三、过敏性与自身免疫性皮肤病

医案 1

张某，男，65 岁，2013 年 8 月 10 日就诊。

主诉：躯干、四肢散在红斑、丘疹，伴瘙痒 5 年余，加重 1 月。

患者 5 年前双手足多发红色丘疹、水疱，瘙痒渐加重。就诊于当地诊所，给予地塞米松、泼尼松（强的松）等控制病情，治疗后缓解，但仍不断有新发红斑、水疱，自行外用氟轻松等药物皮疹可减轻，停药后不断反复。1 月前患者感冒后复发，在当地用激素治疗，效不佳，遂来就诊。查体：全身出现片状红斑，以腰、胸部为重。双足背及足跟大片水疱、糜烂，可加黄色渗液。足背红肿，按之有凹陷，患者伴有行走困难，诉夜间皮疹刺痛难忍。全身皮肤可见多处抓痕、血痂，抓痕和血痂周围微红，纳差，失眠，多梦，大便干燥，小便短赤，舌苔黄腻，舌质紫暗，脉沉弦弱，舌下静脉曲张。诊断为"湿疹"，中医称"湿疮"。中医辨证为湿热浸淫，气虚血瘀，治宜清热利湿，活血化瘀。处方：金钱草 15g，马齿苋 12g，川芎 12g，丹参 15g，白茅根 20g，紫草 18g，泽泻 15g，赤芍 15g，车前草 9g，栀子 12g，白芷 12g，炙甘草 6g。5 剂，水煎，早晚分服。

二诊：服药 5 剂复诊，患者水疱已干涸，双足红肿减轻，渗液消退，黄腻苔稍退。此证湿热为标，气虚血瘀是本。当益气活血与清热利湿并投。上方去车前草，加黄芪 20g，苍术 15g，黄柏 12g，当归尾 12g，益母草 20g，白鲜皮 15g。10 剂，水煎，早晚分服。

三诊：服药 10 剂后来复诊，浮肿及水疱全部消失，仅双手足及下肢留有褐色色素沉着斑片，瘙痒减轻，舌质转红。上方去金钱草、白茅根、栀子，加白术 12g，茯苓皮 15g，党参 12g。15 剂，水煎，早晚分服。

四诊：服药 15 剂复诊，患者躯干、四肢红斑、丘疹基本消退，可见少量色素沉着斑片，面部红斑、丘疹均消退，瘙痒基本消失，原抓痕红晕大部分消退，睡眠好转，腻苔已经退去。继续服用 15 剂，电话回访半年未见复发。每半年电话随访一次，患者诉近 2 年来无复发。

按语： 本案皮损为丘疹、红斑、水疱、脓疱、糜烂、渗液，舌红，苔黄腻，一派湿热浸淫之象。皮损为抓痕、血痂，但抓痕周围红晕，系有湿热。患者足背红肿，瘙痒难以忍受，全身乏力，行走困难，夜间皮疹刺痛。舌质紫暗，脉沉弦弱，舌下静脉曲张均为病久血瘀之象。结合整体辨证与皮损局部辨证，本案为湿热浸淫，病久导致气虚血瘀，水湿失运，日久化热，走于肌肤而致瘙痒。王老师认为本病急性期应以清热利湿止痒为治疗原则，慢性期应以益气养血，活血化瘀，祛风止痒为治疗原则。补气养血化瘀以治本，清热利湿止痒以治标，除湿化瘀以除既成之湿热，整体调节，局部皮损辨证与整体辨证兼顾，标本兼治，收效迅速而巩固。本案若仅据皮损辨证，清热利湿而不知活血化瘀以治本，恐难取效。单纯清热利湿，不仅湿热难去，且必苦寒伤阳，致湿热更甚，气虚阳虚而无以运化水湿。王老师认为整体调节疗法的核心是整体和局部辨证的综合分析，首先根据皮损辨证，再根据中医辨证论治，遣方用药，进行个体化治疗，巩固疗效更持久，减少复发，既治愈皮肤之疾，又协调患者身体的整体机能，增强了患者的体质。

医案 2

刘某，男，59 岁，2013 年 9 月就诊。

主诉：全身泛发红色风团，伴瘙痒 6 月余，加重 5d。

患者于 6 月前皮肤出现风团、大片红斑，伴有瘙痒，且自觉有气自腹部上冲至胸部及喉部，轻度呼吸困难，全身不适。就诊于当地诊所，给予口服氯苯那敏（扑尔敏）及肌肉注射复方倍他米松注

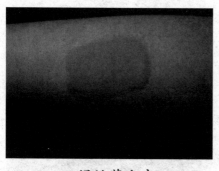

慢性荨麻疹

射液后症状缓解。回家后呼吸困难好转，时有全身散在风团，尤以夜间为重，瘙痒明显，晨起可减轻，自行间断口服氯雷他定等多种抗过敏药物，病情仍不断反复。5d前患者突然出现全身大片红斑、风团，瘙痒剧烈，伴腹部疼痛，自觉腹部之气上冲至咽喉部，同时伴微恶风，汗出，头晕，胸胁胀满，双膝酸软，全身乏力。自行服用抗过敏药物后仍不见效果，瘙痒难忍，遂来就诊。询问病史。患者诉近几个月发作频繁，经多种西药抗组胺类联合应用激素治疗，每一周仍反复发作 5~6 次，影响睡眠。查体：全身泛发大片红斑、风团，部分融合成片，伴纳差，二便调，心烦易怒，眠差，多梦，舌质暗，苔白厚，脉弱，舌下静脉曲张明显。实验室检查：血常规未见异常，腹部 B 超检查正常。诊断为慢性荨麻疹，中医称"瘾疹"。中医辨证为气滞血瘀，血虚风燥，治宜养血疏风，化瘀止痒。处方：荆芥 12g，防风 12g，当归 15g，黄芪 12g，桂枝 12g，地肤子 15g，白鲜皮 12g，浮萍 9g，乌梢蛇 12g，郁金 12g，柴胡 9g，夜交藤 15g，苏子 9g，葛根 12g，白芍 12g。5 剂，水煎，每日 1 剂，早晚分服。

二诊：服药 5 剂后来诊，患者躯干、四肢风团，瘙痒较前减轻，伴有口干、烦躁，二便调，舌质暗，苔白厚，脉浮稍数。红斑及风团面积虽较前减少，但仍有奔豚发作里饮上冲之象，故加用苓桂枣甘汤：茯苓 15g，桂枝 10g，炙甘草 6g，大枣 3 枚。服用 5 剂，水煎，每日 1 剂，早晚分服。

三诊：服药 5 剂后来诊，患者气上冲的感觉逐渐消失，皮肤瘙痒较前明显好转，睡眠精神较前转佳。给予麻黄 9g，桂枝 12g，生石膏 30g，杏仁 9g，荆芥 12g，防风 12g，当归 15g，炙甘草 6g，生姜 2 片，大枣 5 枚。服用 3 剂，水煎，嘱咐其多注意休息以候发汗。

四诊：服药 3 剂后来诊，患者风团瘙痒明显减轻，恶寒消失，心烦已除，喉部梗塞感消失，已无腹痛、腰酸等全身不适，舌质红，舌前部无苔，根部苔黄厚，脉浮细稍数，换方为黄芪 12g，桂枝 12g，柴胡 9g，葛根 12g，白芍 12g，白术 12g，党参 12g，川芎 9g，炙甘草 6g，生姜 2 片，大枣 5 枚。7 剂，水煎服，每日 1 剂，早晚分服。

五诊：服药 7 剂后来诊，患者未见皮疹，瘙痒消失，大小便均调畅，余无其他不适。舌红少苔，脉浮细。继服 5 剂巩固效果，患者未再复发，随访 1 年未诉复发。

按语：本案患者全身泛发大片红斑、风团，尤以腰背部为重，可见较多抓痕均为血虚风燥之象，患者胸胁胀满，纳差，心烦易怒，眠差，多梦，舌质暗，苔白厚，脉弱，舌下静脉曲张明显为病久气滞血瘀之象。《疡医大全》则提出了"疏风、清热、托疹"的治疗大法。王宗仁老师依据《伤寒论》第 38 条："太阳中风，脉浮紧，发热恶寒身疼痛，不汗出而烦躁者，大青龙汤主之；若脉微弱，汗出恶风者，不可服之，服之则厥逆，筋惕肉瞤，此为逆也。"分析此患者虽主诉周身起风团同时伴有瘙痒，但主证却是恶寒、无汗、烦躁、脉浮，属大青龙汤方证，故用之加减；若恶风汗出，无脉浮而微，大青龙汤切莫误用，"服之则厥逆"。我问王老师："为何仅服三剂大青龙汤即需要停药换方？"王老师言："需遵其煎服之法，一服汗者，停后服。若复服，汗多亡阳，遂虚，恶风，烦躁，不得眠也。"患者三剂之后即可汗出，患者年事已高，不可再剂，需用桂枝汤类方继之。本案患者兼有自觉有气自腹部上冲至胸部及喉部，为里饮上冲，奔豚发作之象，故加用苓桂枣甘汤以止奔豚之气。

医案 3

黄某，女，21 岁，2013 年 4 月 7 日就诊。

主诉：双下肢瘀斑、瘀点 3 个月，加重伴腹痛 1 周。

3月前患者无明显诱因出现双下肢散在瘀点，逐渐增多，部分融合成斑片，患者伴胸中烦满，身热面赤，口渴喜饮，大便闭，小便黄，舌质红，苔黄腻，脉濡数。就诊于当地医院，给予静脉输入葡萄糖酸钙、地塞米松、维生素C等液体略有好转。1周前，患者突然四肢均出现瘀斑、瘀点，腹部密集瘀斑，并伴有腹痛，遂就诊于我院。查体：四肢均有瘀斑、瘀点，颜色紫暗，腹部密集瘀斑，腹部压痛明显，未见反跳痛，体温38℃，肠鸣音正常，伴身热面赤，口渴喜饮，胸中烦满，口干苦，纳差，大便干结，小便短赤等症状。舌质紫暗，苔白，脉弦涩，舌下静脉曲张。实验室检查：血常规未见异常。尿常规示：尿蛋白＋＋＋，尿红细胞＋＋＋，尿白细胞正常，尿细菌增多。凝血系列检测未见异常，腹部B超检查未见异常。诊断为过敏性紫癜，属于中医学血证范畴，中医古籍所记载的"葡萄疫""斑毒""肌衄"等病证，与本病相似。中医辨证为气不摄血，血热妄行。治宜益气摄血、止血逐瘀。处方：炒地榆15g，槐花12g，血余炭12g，茜草12g，丹皮12g，赤芍15g，栀子12g，泽泻12g，白茅根20g，仙鹤草20g，延胡索15g，甘草6g。3剂，水煎，每日1剂，早晚分服。

二诊：服药3剂后来诊，患者体温37.5℃。复查尿常规示：尿蛋白＋＋＋，尿红细胞＋＋，尿白细胞正常，尿细菌正常。患者腹痛较前减轻，腹部瘀斑、瘀点颜色变淡，双上肢部分皮疹已消退，双下肢瘀斑减少。舌质淡暗，苔白，脉弦涩，舌下静脉曲张减轻。上方去赤芍，加侧柏炭15g，蒲黄炭12g，木香9g。服用10剂，水煎，每日1剂，早晚分服。

三诊：服药10剂后来诊，患者体温36.8℃。复查尿常规示：尿蛋白＋，尿红细胞已正常，尿白细胞正常，尿细菌正常。患者腹痛较前减轻，腹部瘀斑、瘀点颜色变淡，双上肢部分皮疹已消退，双下肢瘀斑减少。小便逐渐清长，大便仍秘结，舌质红，苔白厚，脉涩，舌下静脉曲张明显变细。上方去栀子、丹皮、血余炭，加冬瓜仁15g，火麻仁15g，黄芪15g，党参12g，白芍15g，当归12g，白术 12g。服用 5 剂，水煎，每日 1 剂，早晚分服。

四诊：服药 5 剂后来诊，患者已无腹痛，腹部瘀斑、瘀点消退，双上肢皮疹全部消退，双下肢仅可见散在瘀点。大小便正常，舌质红，苔白，脉细涩，舌下静脉曲张已消退。上方去延胡索、茜草、蒲黄炭。再服用 5 剂，水煎，每日 1 剂，早晚分服。

五诊：服药 5 剂后来诊，患者体温正常，复查尿常规已正常。无腹痛，腹部及四肢皮疹均已消退，二便调，舌质淡红，苔薄白，脉细。嘱咐患者再服用 10 剂后可停药观察，注意休息，避免劳累，不适随诊。半年内电话随访 2 次未见复发。

按语：王老师认为本案发于营血，现于皮肤，但病变却在胃腑，为胃浊不降，虚火内盛，血热妄行，故发紫癜，治疗以清热凉血为急，王老自拟紫癜方治疗本病，多有效验，本案由于血热妄行，气不摄血而致，运用槐花、炒地榆、茜草等化瘀止血之药，配合丹皮、赤芍、栀子等清热理气之品，加用泽泻、白茅根等利湿去浊，共奏益气摄血、止血逐瘀之效。王老师强调，本病病久多虚多瘀，需

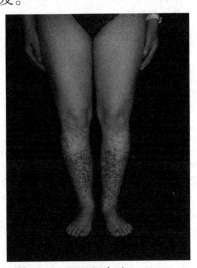

过敏性紫癜

加强益气摄血化瘀之药。余用此方，根据辨证，酌加活血化瘀，益气摄血，滋阴凉血之品，效果颇佳。

第六节　疑难杂病医案

一、恶性肿瘤

医案 1

潘某某，男，75 岁，2014 年 8 月就诊。

主诉：间断咳嗽、气喘2年，痰中带血半年。

患者2年前无明显诱因出现咳嗽、气喘，咯白色黏痰，在陕西省肿瘤医院行肺部CT检查提示右肺周围型肺癌，给予行放疗1周期，具体方案及剂量不详，治疗后复查血常规提示血小板减少，后未行放化疗，一直口服中药治疗。1年零5个月前复查胸部CT提示病灶较前有所增大，于2013年3月25日、2013年5月31日、2013年8月7日和2013年11月14日行介入治疗4周期，方案为改良EP，治疗后病灶较前缩小，症状有所减轻。6月前出现气短气喘加重，咳嗽见痰中带血，查胸部CT见右肺上叶占位性病变并周围炎症，肿块较前2013年11月11日片比较增大，予抗感染、止血、中药抗肿瘤等处理，经治疗后患者咯血较前明显减少，于2014年3月26日行介入治疗，方案为NP，缓慢灌注"长春瑞滨"10mg、"顺铂"10mg后拔除导管。治疗后患者出现顽固性呃逆，给予对症处理后好转。2014年5月8日、2014年7月11日行介入治疗2周期，方案为GP，治疗后症状减轻出院。近1月来患者再次间断出现痰中带血丝，给予中药治疗。初诊症见气短、气喘，活动后加重，无明显乏困无力，咳嗽，咯黄色黏痰，见痰中带血丝，纳食可，二便调，夜休安。舌暗红，苔白腻，脉沉。发病以来体重变化不明显。查体：桶状胸，呼吸动度对称一致，双肺呼吸音粗，右肺可闻及干啰音，心界不大，心率84次/min，各瓣膜听诊区未闻及病理性杂音。腹平坦，下腹部可见一长约10cm的手术疤痕，愈合好。余部分查体未见异常。8年前患有肺结核，已愈。曾因肠梗阻于30年前行手术治疗。

辅助检查：胸部CT示：原系肺Ca，现片示：①右肺上叶占位性病变并周围炎症，肿块较前2014年5月6日片比较增大，炎症较前增重。②左肺上叶结节影，较前2014年5月6日片未见明显动态改变。③肺气肿。④纵隔肿大淋巴结。⑤主动脉及冠状动脉壁钙化。⑥双侧胸膜肥厚（2014年7月7日西安市中医医院）。

西医诊断：①右肺周围型肺癌；②肺部感染；③老年性肺气

肿。中医诊断：肺癌（痰瘀互结，肺脾两虚）。中医辨证依据：患者年过古稀，肺脾气虚，脾虚生痰，痰湿阻络，上储于肺，气血运行不畅，瘀血内停，瘀血与痰浊互阻，则成本病。舌暗红，苔白腻，脉沉均为肺脾气虚，痰瘀互结之象。本病病位在肺，病性属本虚标实，肺脾气虚为本虚，痰瘀互结为标实。治法：化痰散结，健脾化湿。西医给予止血、抗感染、增强免疫、抗肿瘤等治疗。处方：黄芪 18g，炒白术 15g，党参 12g，枳壳 12g，陈皮 12g，茯苓 15g，姜半夏 15g，炙甘草 9g，炒紫苏子 15g，丹参 15g，炒芥子 12g，虎杖 10g，半枝莲 30g，炒杏仁 15g，桑白皮 10g，僵蚕 10g。4剂，水煎服，分早晚 2 次空腹温服。

二诊：患者气短、气喘轻微缓解，活动后仍有加重，咳嗽，咯痰较前好转，痰色转清，偶可见痰中带血丝，纳可，寐安，二便调。舌暗红，苔白微腻，脉沉。查体：双肺呼吸音粗，右肺干啰音较前减少。上剂去党参、桑白皮，改黄芪 24g，炒白术 18g，加葶苈子 18g，西洋参 18g，木香 9g（后下）。7 剂，水煎服，分早晚 2次空腹温服。

三诊：患者气短、气喘较前明显缓解，咳嗽，咯痰较前减少，痰清质稀，易咯，纳可，寐安，二便调。舌暗红，苔薄白，脉沉。查体：双肺呼吸音粗，右肺干啰音消失，余部位查体同前。上剂改黄芪 18g，炒白术 15g，西洋参 12g，去僵蚕加山慈姑 30g。14 剂，水煎服，分早晚 2 次空腹温服。半月后患者病情稳定。

按语： 王老师认为肿瘤患者，病情日久多合并有气虚血瘀的病理状态，虚则血液无力运动，瘀则血液运行受阻，继而瘀滞成瘤，故对于肿瘤疾病患者的治疗，应以益气活血为主，同时尤其要重视中焦脾胃功能，所谓"有胃气则生，无胃气则死"。肿瘤病人若脾胃功能失调，后天之本受到威胁，则生命岌岌可危，故对于肿瘤病人的治疗尤其强调固护脾胃，切忌一派清热解毒抗瘤之品而伤害中焦脾胃功能，本方中黄芪、炒白术、党参以固护脾胃，补益正气，陈皮、半夏、茯苓以调气化痰，兼顾脾土，同时方中用枳壳、木香以调畅气机，使气之运行条达周身，肿瘤等慢性疾病日久，络脉瘀阻，久病入络，故用僵蚕、虎杖等药品搜剔以祛风、活血、通络。虎杖这味药用于各型肺炎，都是较理想的一味药：正因为微辛，可以透邪外出；苦寒则能清热利湿，但不甚苦，而不致败胃伤中；既入气分，又可入血分，兼有清气凉血活血之长；既能利小便，又可以通腑，具疏通之性，导湿热痰火下趋。如此，一药而兼数长，皆深合肺炎病理者也。且能活血通络，对于肺性肿瘤的患者尤为适用。此外方中虎杖、丹参皆可活血，在通畅条达的气机中微用活血之品即可达血液通畅，逐去瘀滞之功。对于肿瘤病人的治疗，在对症及抗瘤治疗的同时应兼顾全身，标本同治，扶正祛邪方可避免只看到祛邪而损伤正气，得不偿失之过。

医案 2

杨某，女，72 岁，2014 年 8 月 14 日就诊。

主诉：腹部胀痛不适 3 月。

患者 3 月前无明显诱因自觉腹部胀痛不适，持续存在，时轻时重，并向左腰背放射。蜷卧位疼痛可缓解。无畏寒、发热、腹泻等不适。至西京医院消化科行腹部彩超及 CT 提示为"胆囊癌腹膜淋巴结转移"。行介入治疗 2 个疗程，GP 方案。患者疼痛缓解不明显，疼痛剧烈时口服"氨酚双氢可待因片"或"氨酚羟考酮片"方可止痛。初诊症见腹部胀痛不适，疼痛牵涉左腰背，不能平卧及右侧卧位休息，略感恶心，偶出现呕吐，食纳差，乏力，小便可，大便不畅，夜休差，舌质暗红，苔白腻，脉弦细。既往 1966 年曾患"胆道蛔虫症"。患"胆囊炎、胆结石"20 余年，2000 年开始出现右上腹间断疼痛，于 2004 年、2005 年 2 次行"ERCP"（经口腔内窥镜下胆道取石术）。辅助检查：腹部超声：①胆囊大小正常，胆囊体底部实性占位病变，多为胆囊癌、胆囊结石；②腹膜后肿大淋巴结。超声造影提示：胆囊体底部病灶血流灌注符合胆囊癌造影表现（2014 年 6 月 5 日西京消化病医院）。上腹部增强 CT：①胆囊炎、胆结石；②胆囊增大，壁增厚，双期明显强化，肝门及腹膜后软组织肿块伴坏死，边缘轻度强化，考虑胆囊癌并腹膜后淋巴结转移；③多发肝囊肿（2014 年 6 月 6 日西安交通大学第一附属医院）。

西医诊断：①胆囊癌伴腹膜后淋巴结转移；②胆囊炎并胆结石；③肝囊肿；④慢性浅表性胃炎诊断。中医诊断：胆囊癌（肝郁脾虚，痰瘀互结）。中医辨病辨证依据：患者平素性情急躁，肝气不畅，木克脾土，脾气虚弱，气血运化失健，痰湿内蕴，气血运化不畅，瘀血内停，痰瘀互结于肝胆，则发为本病。本病病位在肝胆，病性属本虚标实，脾虚为本，痰瘀互结为标。预后不佳。治法：疏肝健脾，散结止痛。西医给予对症止痛、支持治疗等。中药处方如下：党参 15g，茯苓 12g，陈皮 9g，醋柴胡 9g，炒白术 18g，清半夏 12g，莱菔子 15g，赤芍 15g，竹茹 12g，砂仁 9g（后下），木香 9g（后下），川芎 12g，醋延胡索 15g，全蝎 5g，僵蚕 10g。4 剂，水煎服，分早晚 2 次空腹温服。

二诊：患者腹部胀痛不适较前轻微缓解，不能平卧及右侧卧位休息，恶心、呕吐等不适较前好转，食纳差，乏力，小便可，大便不畅，夜休差。舌质暗红，苔白腻，脉弦细。上剂加黄芪 18g，当归 12g，肉苁蓉 12g，夜交藤 30g。7 剂，水煎服，分早晚 2 次空腹温服。

三诊：患者腹部胀痛不适缓解，可短时平卧休息，恶心、呕吐等不适较前好转，食欲较前有所恢复，乏力减轻，小便可，大便好转，夜休较前有所改善。舌质暗，苔白微腻，脉弦细。上剂去莱菔子、竹茹，加枳壳 9g。7 剂，水煎服，分早晚 2 次空腹温服。

四诊：患者腹部胀痛缓解，可短时平卧休息，未诉恶心、呕吐等不适，食纳可，乏力缓解，二便可，夜寐尚可。舌质暗，苔白微腻，脉弦细。上剂加焦三仙各 30g。7 剂，做成丸药，3 次/d。

按语：本患者发现癌症病史虽不长，但患者年龄偏大，既往胆道疾病病史 20 余年，病程日久，气血亏虚，络脉瘀阻，方中用党参、白术、茯苓以补益气血，固护中焦脾胃、后天之本，柴胡、陈皮、木香、砂仁等醒脾和胃，调畅气机，川芎、赤芍理血中瘀滞，活血以去瘀，同时方中用僵蚕、全蝎搜剔血络，此两品主入肝经，性善走窜，既平息肝风，又搜风通络，可搜剔血络瘀滞，使病邪外出。

王宗仁老师分析，胆囊癌属中医"癥瘕、积聚"范畴，传统中医学认为痰凝、血瘀、毒聚是其主要病机，但其对于肝胆系统肿瘤相较于其他系统肿瘤变化迅速、多合并转移瘤、预期生存率低等特性的理解却鲜见论述。近年来，关于肿瘤方面的研究日渐深入，很多学者认为肿瘤转移与中医"风"的特性极其相似，中医理论中关于"风"的论述认为"风邪善行数变"及"风为百病之长"。肿瘤转移进展迅速、变幻无常的特性与"善行数变"相一致；另外，"风为百病之长"，痰、瘀、毒邪得内风相助，流窜行走于全身脏腑经络，于正气不足之处积聚，形成转移瘤。因得内风相挟，故"积证"具有游走的特性。近年来，在抗肝癌的治疗领域，全蝎、蜈蚣、僵蚕等息风药物已应用于临床，并有诸多研究证实全蝎具有抗肿瘤转移的作用，所以无论取其搜剔血络之用还是平息内风之效，在肝胆癌病的治疗过程中选用此2种药物均可达到祛邪之效。基于上述理论及基础研究的佐证以及我们在临证中的观察也认为肝胆癌症转移的始动因素和关键病机可能为"内风"，故在临床治疗此类癌症时多加用息风药物来预防肝胆癌症的转移。

医案3

王某，男，71岁，退休职工。2012年8月28日就诊。

主诉：右上肺癌术后伴气短6月余。

患者于2012年6月初无明显诱因出现咳嗽，咳少量白色泡沫痰，社区医院给予抗感染治疗效果欠佳，症状进行性加重。遂于当地医院查胸部CT示：右肺上叶团块状软化组织肿块影，边缘不规整，似有分叶毛刺，考虑右肺上叶占位性病变。周围性肺癌可能性大。行PET-CT提示右上肺癌可能，于当地医院行右肺上叶切除术。病理：(右肺上叶)高分化腺癌。术后查肿瘤标志物：CA125为

118U/ml。至今共行 3 周期化疗,其间有严重的消化道反应。初诊症见气短乏力,劳累后尤甚,纳眠差,便软,日行 2 次。舌红苔黄腻,脉弦。辅助检查:外院查 CA125:36U/ml。CT 示:右侧胸腔少量积液。

西医诊断:右肺癌术后。中医诊断:肺积(气血两虚,痰湿内阻)。中医辨病辨证依据:患者老年,肺气不足,气不化津,津反为涎,故咳嗽;肺虚不能主气,肺脾气虚,则声低神疲,胸闷气短;脾气虚弱,健运失司则纳差,便软;脾失健运则痰湿内停。舌红,苔黄腻,脉弦均为气血两虚,痰湿内阻之象。治法:益气养血,和胃利湿。处方:沙参 20g,麦冬 15g,五味子 15g,酸枣仁 30g,鸡血藤 30g,阿胶 15g(烊化),白术 10g,陈皮 10g,葶苈子 15g,枸杞子 20g,鸡内金 30g,焦神曲 20g,大枣 10g。14 剂,水煎服,分早晚 2 次空腹温服。嘱患者服药期间清淡饮食,忌食生冷、辛辣刺激之品。

2012 年 9 月 10 日二诊:上方服用 14 剂,消化道不适症状缓解。纳眠可,双膝酸软,大便日行 1 次。舌暗苔黄腻,脉沉细。上方将白术增至 15g,沙参增至 30g。14 剂,用法同前。

2012 年 9 月 24 日三诊:2012 年 9 月 11 日行第 5 周期化疗,其间无明显不适。精神可,纳眠可,气短乏力症状缓解,二便正常,脉细弦,舌红苔黄腻。效不更方,继续服用上方 14 剂。

2012 年 10 月 7 日四诊:2012 年 10 月 2 日化疗结束。偶见气短乏力,纳眠可,二便正常。舌红苔黄腻,脉弦细。处方调整如下:生黄芪 30g,沙参 20g,麦冬 15g,五味子 15g,酸枣仁 40g,鸡血藤 30g,阿胶 15g(烊化),白术 10g,陈皮 10g,葶苈子 15g,枸杞子 20g,鸡内金 30g,焦神曲 30g,大枣 10g,苦参 9g。14 剂,水煎服,分早晚 2 次空腹温服。

按语:中医药对肿瘤放化疗不良反应具有明确的缓解作用。针对该患者化疗出现的严重消化道反应,王老师治以益气养血,和胃利湿。以生脉饮(沙参、麦冬、五味子)为基础方,以期养阴益气生津;加酸枣仁、鸡血藤、阿胶以养血宁心安神;白术、陈皮燥湿化痰，健脾和胃；葶苈子温肺利水；枸杞子滋补肝肾；鸡内金、焦神曲消食导滞；大枣健脾和胃，同时调和诸药。经中药调理后，患者化疗诸不适之症得到改善，故二、三诊效不更方，最终顺利完成化疗，四诊偶见气短乏力，故在一诊方基础上加补气之要药生黄芪，又加清热解毒，利湿抗癌之苦参。

王老师认为，抗癌祛毒是治疗肿瘤的主要治法，但由于肿瘤的病因常夹杂痰、瘀、毒、虚，病因错综复杂，加之不良生活习惯的长期影响，最终致机体脏腑不调，阴阳失和而发为肿瘤。所以肿瘤的治疗是一个长期过程，切不可一味攻伐，致正气亏损，使病情加剧恶化，而应视不同治疗阶段选择祛邪与扶正结合，以达到治疗目的。如病变早期正气未衰者治疗可以祛邪为主；病程发展到中期，则正气耗伤，治疗应以扶正、祛邪并重；病程晚期正气大伤，则应扶正为主，祛邪为辅。同样，针对西医治疗的不同阶段，扶正与祛邪亦各有侧重：如早期肿瘤可手术治疗者，应扶正与祛邪并重，放化疗阶段，正气已虚，故应以扶正为主，放化疗结束后为了预防复发和转移应攻补兼施，对于超过临床治愈期者则重在扶正。

二、结缔组织病

医案 1

张某，女，65岁，退休干部。2013年10月23日就诊。

主诉：口干、咽干、眼干3年余，加重1年余。

患者2010年开始无明显原因出现口干，遇冷时感舌尖麻木，讲话频繁时口干更甚，需频繁饮水，后口干加重，进食馒头等硬质食物时需饮水送服，并出现双眼干涩、视力模糊，咽干，无发热、寒战等，未治疗。1年前无明显诱因症状进一步加重，出现牙齿松动、脱落，牙龈萎缩，且遇冷后右手食指麻木伴感觉迟钝、手指发白，后逐渐发展到右手中指、无名指及左手食指、中指及无名指，双手掌指关节肿胀疼痛，偶有晨僵，皮肤干燥，伴有头晕、乏力，大便干。曾就诊于外院免疫科，诊断为"干燥综合征"，服用中药汤药及激素等药物，未见明显效果。初诊症见患者面色晦暗，两目干涩，唇红而紫暗，口燥咽干，口渴欲饮，声音嘶哑，多个牙齿脱落，牙龈萎缩，乏力，腰膝酸软，少气懒言，五心烦热，双手掌指关节肿胀疼痛，大便干，舌暗红少苔，脉弦细数。

辅助检查：抗核抗体：ANA 定量（+），抗 SSA（+），抗 SSB（+），抗双链 DNA 抗体（-），抗核糖体 P 蛋白抗体（++）。风湿三项：C 反应蛋白 1.80mg/L，类风湿因子 62.00U/L。口腔检查腮腺造影末端导管小球状扩张。眼科检查试验：左 0mm/5min，右 0mm/5min。泪膜破裂时间双眼 10s。角膜染色试验：左（+），右（+）。

西医诊断：干燥综合征诊断。中医诊断：燥证（肝肾阴虚）。中医辨病辨证依据：患者老年绝经后女性，肝肾阴虚，加之经乳孕产，致津血亏虚而致阴虚血弱。肾主水生精，肾阴亏损则津不上承，故口干咽燥。肝肾同源，肝主藏血，肝开窍于目，肝失濡养，目失濡润，故双目干涩，视物模糊。久病入肾，致阴虚难复，且肾主骨，肾亏故关节疼痛；齿为肾之余，故出现龋齿。舌暗红少苔，脉弦细数均为肝肾阴虚之象。治法：滋补肝肾，养阴润燥。西医给予口服泼尼松片 20mg/d，白芍总苷胶囊 0.6g，3 次/d。中药以六味地黄丸、二至丸合沙参麦冬汤加味为主。处方具体如下：山茱萸 10g，生地 15g，山药 30g，女贞子 15g，墨旱莲 15g，北沙参 20g，麦冬 30g，葛根 15g，知母 10g，当归 15g，生石膏 20g，桃仁 15g，石斛 15g，玉竹 10g，白芍 20g，甘草 10g。10 剂，水煎服，分早晚 2 次空腹温服。嘱患者清淡饮食，忌食生冷、辛辣刺激之品。

2013 年 11 月 3 日二诊：前方服 10 剂后，口干咽燥减轻，两目干涩亦有缓解，乏力、腰膝酸软好转，偶有少量汗出，舌淡红苔薄白，脉缓。实验室检查抗核抗体：ANA 定量（+），抗 SSA（+），抗 SSB（±），抗双链 DNA 抗体（-），抗核糖体 P 蛋白抗体（+）。辨证为气阴两虚。治法益气养阴，生津润燥。方药以增液汤合补中益气汤加味为主。处方具体如下：生黄芪 20g，生白术 15g，党参15g，玉竹10g，石斛15g，生地10g，麦冬15g，茯神15g，葛根15g，桂枝10g，丹参10g，赤芍10g，砂仁10g，知母30g，当归15g。

2013年12月3日三诊：前方服30剂后，患者皮肤润泽，时有微汗出，双目干涩，口不渴，二便正常，舌淡苔白，脉沉缓。辨证为肝肾不足。上方去知母、桂枝，加枸杞子15g，菊花15g。

2014年1月3日四诊：上方服30剂后，患者时感乏力，双眼干涩不适，舌暗苔白，脉细。辨证为气阴不足，瘀血内阻。治以活血化瘀，益气养阴。上方减丹参、赤芍、枸杞子，加红花15g，决明子15g，生石膏30g，鸡血藤20g，伸筋草20g。

2014年2月18日五诊：上方服45剂后，患者双目干涩、口干咽燥、无汗、乏力及腰膝酸软诸症皆无，仅偶有大便干。舌暗苔白，脉沉缓。实验室检查抗核抗体：ANA定量（±），抗SSA（±），抗SSB（±），抗双链DNA抗体（－），抗核糖体P蛋白抗体（±）。至此，患者燥热之标已除，用二诊方减丹参、麦冬、石斛、玉竹、知母、桂枝，加合欢花10g，生麦芽30g，甘草10g。10剂后患者病情平稳，嘱患者调理愈后，定期复查。

按语： 干燥综合征是以侵犯腮腺、泪腺、唾液腺为主的一种慢性系统性自身免疫性疾病。其主要临床表现为口眼干燥，无汗、无泪，或皮肤干燥等。目前西医治疗以替代及对症治疗（免疫调节剂及类固醇皮质激素）为主，但治疗效果不甚明显。按其不同临床表现，可归属为中医的"燥证"。中医学认为干燥综合征的病因病机主要为阴虚为本，燥热伤津，后逐步发展为湿、热、瘀、毒、虚互结，互为因果。本病的基本病理基础是脏腑气血阴津亏虚，而阴虚的脏腑主要涉及肺、脾、肝、肾，其中以肾为主。主要病因是由于正虚邪恋，瘀血阻络等导致津液不足。

本案证属肝肾阴虚，先天禀赋不足，后天失养所致。肾为先天之本，肾脏之阴滋养五脏六腑。肾精不足则滋养诸脏、四肢百骸、五官九窍乏源。肝肾同源，肝主藏血，肾主藏精，相互化生。患者为绝经后女性，肝肾阴虚，精血不足，加之调摄不甚，致阴津耗伤，燥热乃生。久病耗伤气血，致血液运行不畅，病久必瘀。主要病机为阴虚为本，燥热为标，病位责之于肝、肾、肺、脾，治当滋补肝肾，养阴润燥。本病案方用六味地黄丸、二至丸合沙参麦冬汤加减。六味地黄丸出自钱乙《小儿药证直诀》，平补肾之阴阳，方中山茱萸、山药、地黄补肾阴，为"三补"。二至丸补益肝肾，滋阴养血，主治肝肾阴虚、腰背酸痛等，为平补肝肾之剂。方中女贞子与墨旱莲相须为用，女贞子滋补肝肾，墨旱莲养阴益精。沙参麦冬汤主治燥伤肺胃，津液亏损之证。方中北沙参、麦冬、玉竹、石斛养阴生津，白芍酸甘化阴，葛根提升胃气，石膏、知母清肺胃热，当归补血活血，桃仁活血化瘀，润肠通便，甘草补脾益气，调和诸药。诸药配合，共奏滋补肝肾，养阴润燥之功。

医案 2

王某，女，60 岁，2014 年 4 月 15 日就诊。

主诉：反复四肢关节肿胀、疼痛 12 年，加重 1 周。

患者 2002 年 2 月开始无明显原因出现右手腕关节肿胀、疼痛，活动不利，无发热、多汗等伴随症状，在西安交通大学第二附属医院就诊，查类风湿因子（＋），诊断为"风湿性关节炎"，曾服用雷公藤药酒及中草药 40 余剂，未见明显效果。后又就诊于西安市第五医院，诊断为"类风湿性关节炎"，确诊后患者曾长期服用"白芍总苷胶囊 0.6g，3 次/d""硫酸羟氯喹片 5mg，1 次/d"等药物，右手腕关节肿胀疼痛症状缓解。2014 年 4 月 9 日患者外出旅游后四肢关节症状加重，以掌指关节、腕关节、肩关节、膝关节及踝关节为主，伴有晨僵，晨僵持续约 1h，与天气变化无明显相关，无发热、恶心、呕吐等症状。患者既往患"高血压"病史 3 年，血压最高 180 ~ 200/100mmHg，长期服用"硝苯地平控释片 30mg，1 次/d，厄贝沙坦片 150mg，1 次/d"，血压控制在 120 ~ 140/70 ~ 90mmHg。患糖尿病 3 年，血糖最高 11mmol/L，饮食控制，目前血糖控制在 6 ~ 8mmol/L。初诊症见患者面色晦暗，轻度贫血貌，眼周黑，神疲乏力，肢体倦怠。双手掌指关节肿胀疼痛，局部皮温较高，大便干，舌暗红少苔，脉弦细数。辅助检查：风湿三项：类风湿因子98 IU/ml，超敏C反应蛋白45mg/L，红细胞沉降率64mm/h。膝关节B超：左膝关节腔积液，滑膜增生。

西医诊断：①类风湿性关节炎；②2型糖尿病；③高血压3级（极高危）；④贫血。中医诊断：痹证（气虚血瘀）。中医辨病辨证依据：患者病程日久，久病则瘀，邪气留滞经络关节筋骨，痹阻经络，不通则痛，故关节疼痛，日久失治。正虚邪恋，故四肢关节反复疼痛，邪气痹阻筋脉，筋脉屈伸不利，邪气著于骨节，故关节畸形。久病体虚，气血失和，心神不宁，故眠差多梦。舌暗红少苔，脉弦细数均为气虚血瘀之象。治法：健脾益气，活血化瘀，通络止痛。西药口服来氟米特片、硫酸羟氯喹片及白芍总苷胶囊。中药以防己黄芪汤合益气活血方加味为主。处方：防己12g，黄芪30g，党参15g，茯苓15g，白术10g，桃仁10g，红花10g，乳香10g，没药10g，桑寄生15g，赤芍15g，当归12g，川芎10g，桂枝10g，桑枝10g。10剂，水煎服，分早晚2次空腹温服。嘱清淡饮食，忌食生冷、辛辣刺激之品。

2014年4月25日二诊：前方服10剂后，面色较前红润，仍神疲乏力，肢体酸软。双手掌指关节肿胀疼痛，大小便正常，睡眠差，多梦，盗汗。舌红少苔，脉弦细数。复查风湿三项：类风湿因子34 IU/ml，超敏C反应蛋白12mg/L，红细胞沉降率：23mm/h。辨证为气阴不足，治以补气养阴，活血止痛。上方加生地黄15g，麦冬12g，山茱萸12g。服药2个月后，患者症状明显缓解，嘱患者继续服用2个月，并坚持服用来氟米特片、硫酸羟氯喹片及白芍总苷胶囊，半年后复查各项指标正常，临床症状明显缓解。

按语：王老师认为类风湿性关节炎的主要病因是由于机体正气不足，风、寒、湿、热诸邪侵袭所致。本按患者证属气虚血瘀，选用防己黄芪汤合益气活血方。防己黄芪汤由防己、黄芪、白术、甘草、生姜、大枣组成。方中黄芪益气健脾，防己利水祛风，黄芪与防己配伍，益气祛风之功更强。白术健脾燥湿，与防己配伍以利水消肿，合黄芪益气。草、枣、姜补中益气并能调和诸药，还能助芪、术扶正，而同时生姜还能温阳利水，与防己配合祛风利水。全方标本兼顾，配伍甚精。费伯雄说："祛风先养血，治湿先健脾，此一定之法。此证乃风与水相乘，但得水气去而腠理实，则风亦不能独留矣。"防己黄芪汤组方合理，用药精炼，为补气利水祛风之代表方。益气活血方中加桃仁、红花、乳香、没药增加了活血祛瘀止痛之效。当归、川芎、桂枝、桑枝舒筋活络。临床研究表明益气活血方有利于改善患者症状，缩短病程，提高患者生活质量。

三、内科杂病

医案 1

患者张某某，女，58 岁，2013 年 8 月 13 日就诊。

主诉：发作性心慌、气短 2 年余，加重半月。

患者于 2 年前无明显诱因出现心慌、气短，伴有胸闷，时感胸痛不适，每次发作持续约数分钟，无肩背部放射痛，无恶心、呕吐，无咳嗽、咯痰，无晕厥、黑蒙、呼吸困难等不适，休息后可缓解。行心电图检查提示：频发室早，室早二联律。先后服用"胺碘酮片、普罗帕酮片、美托洛尔片、稳心颗粒"等药物，患者心慌、气短仍反复发作。半月前患者无明显诱因再次出现心慌、气短，伴有胸闷、乏力，时有头晕、眼前发黑，发作较前频繁，持续时间较前延长，自服上述药物后缓解不明显。初诊症见心慌、气短、胸闷、乏力，每次发作约半小时，时有头晕、眼前发黑，汗可，纳食差，夜间睡眠一般，大小便正常。舌质暗红，苔薄白，脉沉细。既往"慢性浅表性胃炎"2 年余，未治疗。查体：血压 111/66mmHg。神志清晰，精神差，口唇紫暗，双肺呼吸音清，未闻及干湿啰音。心界叩诊无扩大，心率 58 次/min，律不齐，可闻及早搏，5～7 次/min，心音可，各瓣膜听诊区未闻及病理性杂音。双下肢无凹陷性水肿。辅助检查：①心电图：窦性心动过缓，心率 59 次/min，频发房早、频发室早（2013 年 8 月 8 日西京医院）。②心脏彩超：心律不齐，各心腔大小及大血管内径未见异常，左室收缩功能正常。彩色血流提示：三尖瓣反流（少量）（2013 年 2 月 8 日唐都医院）。

西医诊断：①心律失常，窦性心动过缓，频发室早频发房早；②慢性浅表性胃炎。中医诊断：心悸（气阴两虚兼血瘀）。中医辨证依据：患者素体气阴两虚，加之日久劳累，调养失宜，心脉失养，久病瘀血内生，心脉瘀阻发为心悸。舌质暗红，苔薄白，脉沉细。四诊合参，证属气阴两虚兼血瘀。病位在心，与气血相关，病性属本虚标实。治法：益气养阴、活血化瘀。中药处方：黄芪 30g，当归 12g，太子参 24g，五味子 12g，甘松 12g，酸枣仁 30g，丹参 12g，柴胡 9g，香附 12g，炒白术 18g，麦冬 12g，赤芍 9g，女贞子 12g，墨旱莲 12g，砂仁 9g（后下），炙甘草 5g。3 剂，水煎服，早晚温服。

二诊：患者心慌、气短较前缓解，胸闷、乏力好转，仍感头晕，时有眼前发黑，纳食好转，夜间睡眠较前有所改善，大小便正常，舌质淡暗，苔薄白，脉沉微细。查体：血压 108/70mmHg，口唇紫暗较前缓解，心音可，心率 60 次/min，律不齐，可闻及早搏，2~3 次/min。上方去赤芍、女贞子、旱莲草，改黄芪 24g，加川芎 9g，黄精 12g。7 剂，水煎服，早晚分服。

三诊：患者心慌、气短明显缓解，胸闷、乏力偶发，头晕好转，纳食可，夜寐安，大小便正常。舌质淡暗，苔薄白，脉沉。查体：血压 110/76mmHg，口唇紫暗较前缓解，心音可，心率 62 次/min，律不齐，可闻及早搏，1~2 次/min。上剂去川芎、酸枣仁、香附、砂仁，加茯苓 15g。7 剂，水煎服，早晚分服。

四诊：患者心慌、气短等症状基本缓解，纳食可，夜寐安，大小便正常。舌质淡暗，苔薄白，脉沉。查体：血压 112/76mmHg。口唇暗红，心音可，心率 63 次/min，律不齐，偶可闻及早搏。患者症状较前明显好转，中医治疗以口服灯盏生脉胶囊、通心络胶囊收功。1 个月后复诊，患者症状缓解，病情稳定。复查心电图提示：窦性心律，电轴不偏，偶发房早（2013 年 9 月 28 日西京医院）。

按语：患者心悸病史有 2 年余，既往外院曾给予生脉散加减，效果不佳。根据患者症状、体征及舌脉表现确实存在气阴两虚的情况，但服用生脉散后效果却不甚明显，究其原因，没有考虑到气和血在疾病治疗过程中的重要作用，所谓"瘀血不去，新血不生"，故方中在加有益气养阴中药的基础上用丹参、赤芍以活血，同时配合柴胡、香附以调气，使气的运动恢复有序，血液的运行通畅，同时方中重用黄芪、炒白术、太子参以调补中焦脾胃，气血化生之源，以轴轮并中，使气机运动"归圆"。此外，患者病史 2 年余，年老体衰，久病及肾，在补心阴之同时应重视补肾之阴液，故加用女贞子、墨旱莲以养肾阴，同时五味子、炙甘草以养心阴，心肾同调，则效果更佳。方中重视酸枣仁、炙甘草二味药物的应用，酸枣仁不仅能调整睡眠，同时能养肝血，调阴气，正如《神农本草经》中记载："补中益肝，坚筋骨，助阴气，皆酸枣仁之功也。"炙甘草滋养心脾气血而复脉，心脾同治。《伤寒论》177 条："伤寒脉结代，心动悸，炙甘草汤主之。"王宗仁老师指出，心悸疾病自古气阴两虚证型确实居多，但临证时即便患者却有气阴两虚的情况，也应结合四诊考虑是否同时存在其他病理情况，如气滞、瘀血、痰浊等病理产物的形成，若只看到气阴的亏虚而忽视其他，则效果亦不佳，这就要求我们在诊治疾病时要综合考虑自然、社会、心理、体质等因素，依据当今社会饮食结构和快节奏的生活方式的改变，调整治疗思路，处方用药亦有相应的变化。正如金元医家张洁古所论"运气不齐，古今异轨，古方今病，不相能也"，辨证结合现代人的体质变化、生活节奏的加快、饮食结构的调整，因人、因地、因时、因证治宜，体现中医灵活辨证、以不变应万变的治疗思想。

医案 2

林某某，女，56 岁，2010 年 9 月就诊。

主诉：反复失眠 2 年余。

患者缘于2年前因情绪刺激后出现失眠症状,几乎每日无法入睡,入睡后多梦,易醒,反复发作,情绪焦虑,无头晕、头痛,时有胸痛及胁肋部疼痛,自服中药汤药后缓解不明显,曾间断服用"氟哌噻吨美利曲辛片、盐酸氟西汀片、佐匹克隆片"等抗焦虑抑郁药物及地西泮、阿普唑仑片等助眠药物,均效果不佳。初诊症见夜间睡眠差,无法入睡,平均每日睡2~3h,精神差,胸闷、气短,时有胸痛及胁肋部疼痛,情绪焦虑,口干、口苦,食欲差,多汗,夜尿多,大便正常。舌质暗红,少苔,脉弦细。1年前因宫颈癌行"次广泛性子宫切除+双附件切除术"。查体:血压130/70mmHg。神志清,精神差,口唇轻度发绀,双肺呼吸音清,未闻及干湿啰音。叩诊心界不大,心率70次/min,律齐,各瓣膜听诊区未闻及病理性杂音。腹平软,无压痛及反跳痛,双下肢无水肿。神经系统查体:生理反射存在,病理反射未引出。

西医诊断:①失眠;②宫颈癌次广泛性子宫切除术后。中医诊断:不寐(气阴两虚兼血瘀)。中医辨病辨证依据:患者肝阴不足,阴液无以滋养脑窍。肝气郁滞,气郁化火,上扰神明,气阴两虚,气血运行不畅,久而成瘀,瘀血痹阻脑窍,扰乱神明,则心神不安,夜不能寐。病位在心肝,病性属本虚标实。治法:养血柔肝,理气安神。处方:当归20g,白芍20g,生地18g,川芎9g,乌梅6g,合欢皮30g,柏子仁20g,远志12g,熟地18g,黄连9g,香附12g,郁金12g,石菖蒲12g,枳壳6g,炒白术12g,甘草6g。3剂,水煎服,早晚温服。

二诊:患者夜间睡眠较前好转,平均每日睡4~6h,精神好转,胸闷、气短较前减轻,时有胸痛及胁肋部疼痛,情绪焦虑,仍有口干、口苦,食欲一般,多汗,夜尿次数减少,大便正常。舌质暗红,少苔,脉弦细。上剂去黄连、熟地、合欢皮,加龙胆草18g,酸枣仁30g,牛膝15g,木香9g(后下),调整剂量生地24g,当归24g。7剂,水煎服,早晚温服。

三诊:患者夜间睡眠较前明显好转,平均每日睡6h,精神日渐好转，胁肋部疼痛消失，情绪焦虑较前明显好转，口干、口苦消失，食欲好转，汗可，夜尿次数减少，大便正常。舌质暗红，苔薄，脉弦微细。上剂去酸枣仁，余药同前。7剂，水煎服，早晚温服。

四诊：继服上方7剂后，患者睡眠情况好转，夜间可安然入睡，梦较前明显减少，精神、情绪良好，未诉胁痛、口干、口苦等不适，食欲好转，汗可，夜尿次数减少，大便正常。舌质淡暗，苔薄，脉弦微细。以口服归芍地黄丸及归脾丸收功，半年内未复发。

按语：患者顽固性失眠病史2年余，2年来睡眠一直较差，精神、情绪不佳，曾服用过多种西药，未见效果，中药汤药多以疏肝理气，安神为主，收效甚微，甚则疾病愈演愈烈。结合患者病史分析，患者中年女性，绝经前后，1年前行"次广泛性子宫切除＋双附件切除术"。术后诸多症状凸显，根据患者的失眠、多梦、多汗等症分析患者目前肝血不足，夜尿频多，肾阴亏虚，水不涵木，则肝气逆乱，肝火上炎，则出现口苦、口干等不适，肝的疏泄太过，则尿频、多汗。王老师根据五行之圆运动分析，肾水亏虚，肝之一行疏泄太过，则五行运动不圆，故方中重用当归、白芍以养血柔肝以抑制疏泄太过之肝气，乌梅亦收敛肝气，用熟地、生地以补肾水，滋水以涵木，炒白术以运中焦脾土，同时枳壳、木香以降肺胃之气，右降以制约左升太过，轴轮并举以抑制左升太过之肝气，使气机运动重新"归圆"，则肝血得养，心神得宁，睡眠自复。最后气之病久必然累及血脉，则用川芎以活血，正如《本草汇言》所言："川芎，上行头目，下调经水，中开郁结，血中气药。尝为当归所使，非第治血有功，而治气亦神验也。"提醒注意的是对于此类病人此时若一味地重用柴胡等疏肝之品，则肝气疏散更过，肝阴耗劫，则病易加重，故临证治疗疾病时要先从病人本身情况入手，辨证准确，例如此病人，若能在分析失眠、多梦、多汗、尿频等症状时结合其年龄及手术等病史情况，亦不难分析出这些症状是由年老体衰，肾阴亏虚，水不涵木，肝血失养，肝气疏泄太过所致。此外，在疑难杂病的辨证过程中重视调理气机的运动，分析到底是何原因导致的气机运动失调，运动不圆，从而抓住主要矛盾，从调理气机的角度入手，则是对于新入门的医者而言治疗疾病的一种捷径。

第五章　师徒对话

第一节　中医理论及用药经验篇

1. **学生谢娟问：王老师，您如何看待中西医结合？**

王老师答：当今中国的主体医疗模式有西医、中医、中西医结合3种，其中西医目前占主导地位，掌握医疗活动的话语权，故学习中医者不可只懂中医理论与技能，需对西医有一定程度的掌握与了解，否则很难做一名合格的当代中医。因为大多数患者就诊中医时已经经过西医检验及诊断，并且应用西医方法治疗。如不能全面掌握两套理论，则不能取信于患者，亦无法让患者获得当下最有效的治疗，更不能让中医学从其他医学理论中汲取营养以促进自身发展。中西医结合是最理想的医学模式，但要做到有机结合目前还不成熟。故目前最好的方法是先掌握中、西医2个系统对同一病症的认识，应用时则根据自身方向，中医医师做中西医结合则以中医为主，西医为辅，西医做中西医结合则以西医为主，中医为辅，逐步探索中西医结合的最佳途径。目前的中西医结合是初步的，故在临床应用中应谨记，可以应用西医的诊断措施、治疗方案，但一旦需中医辨证开具处方时则应以中医思维方式看病。

2. **学生谢娟问：您临证中益气活血药的用药经验有哪些？**

王老师答：疑难杂病病情多迁延反复，对于长期存在的慢性疾病在辨证论治中应特别重视纠正血瘀病理状态，临床治疗中应重视益气活血法的应用。气与血为一对阴阳，是人体生命活动的基本物质、动力及源泉，均来源于水谷，气血的流畅和平衡是脏腑经络功能活动正常的写照，也是人体健康的基本条件。气血不和，百病乃变化而生。

近年来，在各科疑难杂病的治疗过程中已有多数医者重视活血化瘀法的应用。但是疗效却不见都好，究其原因，很多医者针对血症只知见血治血，不深入了解"气血理论"，善于利用气与血的协同关系以治疗，从而影响了活血化瘀法的疗效。《黄帝内经》云："百病生于气""气为百病之长"，在深入剖析气血理论后指出化瘀必先调气，在活血药应用的前提着重气行则血行，加以气药的运用，收效显著。我曾诊治一冠心病心绞痛频繁发作的老年病人，曾单纯采用活血化瘀法无明显疗效，多次住院。后于我科就诊，辨证属气虚血瘀之证，加用黄芪、党参等补气之品，心绞痛发作次数明显减少，后据此类经验拟定芪丹通脉片用治心绞痛患者，临床收效颇丰。又如一支气管扩张大咯血病人，曾用化瘀止血之品疗效不明显，后加入降香降气之品而血立止。在数十年临床实践经验的基础上，我深入剖析气血理论，总结了若干调气以治血的治疗方法和经验。

首先气是无形的，看不见的，但却是人体赖以维持生命活动的物质基础。有了生命，便有气息存在，因此又称为"生生之气"。气来源于肾而出于肺，而脾胃乃是补充精气——五谷精微物质的器官，所以"气"的产生与输布同肺、脾、肾三者关系至为密切，即肾为"气根"，肺为"气府"，脾为"气源"，从而均衡地调理着人体气机的活动，使生命永不停息。如果以上脏器发生病变，常出现气滞、气逆、气虚、气陷等证候，应从调理气机入手。气机的调畅对血液的通畅运行有着重要意义。肝主疏泄，疏泄的意义在于调畅气机、调节水谷运化及调节情志，若情志不遂抑郁，一旦肝失疏泄，影响气机的调畅，则血液运行凝滞，即生瘀血，诸疾丛生。故治血瘀必先调畅气机，气行则血行，通过理气达到活血化瘀的目的。

理气诸药中我推崇柴胡。柴胡条达肝气，疏肝解郁，辛行苦泄，尤擅长调理气机。但《神农本草经》中柴胡"主心腹肠胃中结气，饮食积聚，寒热邪气，推陈致新"，这些主要作用和《名医别录》中"诸痰热结实，胸中邪逆，五脏间游气，大肠停积，水胀"等论述均提示柴胡的实际作用远不是我们现在理解的和解少阳、疏肝理气、升提中气那么简单。尤其是推陈致新就很有深意。我们常用柴胡配芍药，肝气疏泄亦分为太过与不及，单纯疏肝收效甚微，疏肝与柔肝并重，使肝气平复，功能恢复正常。在血府逐瘀汤的方义中，我们学习到将柴胡与桔梗、牛膝、枳壳进行配伍，开通胸阳，有行气活血之功。其次，理气药中我常用香附。香附辛散苦降，主入肝经，能走能守，功善理气解郁，疏肝止痛，又入血分，属血中气药，女科之主帅。畅行三焦，通达全身，临床常用其治疗肝气郁滞所致的各类病证。常与川芎、丹参等活血药相配治气机郁滞，脑络瘀滞造成的偏头痛；又如治脏躁，多与郁金、柴胡等舒肝药合用。但是这里尤其提醒大家注意的是对于理气药的使用，我亦主张用量要小，如陈皮、沉香、木香等。因理气药多用则使气机耗散，变生他证。故在用药前应严格辨证，把握是否存在气机的失调以及气机失调的程度，结合体质、病程等因素，仔细斟酌用药，以免矫枉过正。

对于气虚，我认为生黄芪是补养脾、肺、肾三脏之气的理想药物，服之可使元气充沛，脏腑和调，血气畅通，正盛邪除。黄芪自古即是补药，虽以补气为主，但它既能补脾胃中焦之气，又能培土生金，使肺气旺盛，又因肺为肾之母，故可归根于补肾。常用于治疗气虚发热、阳虚自汗、中气下陷、水肿疮痈等证。同时多佐用桔梗以通肺升阳，使之相得益彰。但是使用时应注意黄芪经蜜炙后若用量过大则中焦脾胃之气壅塞不运，有"中满证忌之"一说。而选用生黄芪则无此碍，以其生气又不厄其气也，一般重剂用以 30 ~ 90g 为宜。明代汪绮石《理虚元鉴》谓："欲久安长治，非黄芪不可。盖人参之补迅而虚，黄芪之补重而实。故呼吸不及之际，芪不如参……种种固本收功之用，参反不如芪。"

在活血药物的临证应用中，我多重视益气活血药物的使用，补气活血药用于气虚血瘀证。"气为血之帅，血为气之母"，气血为生命活动的基本物质，二者相互依存。气虚则无力推动血行，血行不畅，结而为瘀。治以补气活血，临床常用黄芪、党参、太子参、人参等。

此外，还应根据病人的虚实夹杂，阴阳虚衰多寡而分别选用其他类型的活血药物。温阳活血药用于阳虚血瘀证，如临床常用仙茅、淫羊藿、补骨脂、巴戟天等温肾阳，桂枝、高良姜、乌药、小茴香等温脾阳，栝楼、薤白等温胸阳。温经活血药用于寒凝血瘀证，临床常用干姜、肉桂、附子、细辛、桂枝、吴茱萸、姜黄等。行气活血药用于气滞血瘀证，临床常用当归、川芎、乳香、没药、香附、郁金、延胡索、川楝子等。若兼有其他病理产物的形成，则可选用祛邪活血的药物，如泻热逐瘀药用于热毒血瘀证，临床常用大黄、焦山楂、牡丹皮、赤芍药、郁金、虎杖、益母草等。祛痰活血药用于痰瘀互结证，临床常用清半夏、胆南星、天竺黄、薏苡仁等。利水活血药用于血水互结证，临床常用茯苓、猪苓、泽泻、益母草、牛膝、汉防己等。临床的病证多虚虚实实，虚实错杂，很少为单一病证，所以应用活血药时多相兼为用，并根据血瘀证的不同病因和血瘀证的虚实进行辨证用药，正所谓"观其脉证，知犯何逆，随证治之"。

3. **学生谢娟问：益气活血药"降黏抗栓片"系列如何更好地在临床中应用？**

王老师答： 降黏抗栓片系列是根据中医气血理论及多年临床经验而研制的中成药，包括降黏抗栓片Ⅰ、Ⅱ、Ⅲ号3个院内制剂。在临床应用20余年，取得了较好的临床疗效。

降黏抗栓片Ⅰ号即芪丹通脉片，现已获得国药准字批号，在临床广为应用。其组方包括黄芪、丹参、桂枝、当归、红花，功效为益气活血，温阳通脉。临床可用于高血压、冠心病等心血管疾病中属气虚血瘀者。在临床应用过程中，凡诊断为高血压、冠心病等，属中医气虚血瘀证，或经甲皱微循环检查及血流变检查确定为微循环功能障碍和或高黏血症可加用。

降黏抗栓片Ⅱ号主要组成为黄芪、丹参、茵陈、泽泻、姜黄。功效为益气活血，祛湿化浊。临床可用于高脂蛋白血症、糖尿病属气虚血瘀兼湿等。凡经检查确定为高脂血症、糖尿病或血流变中血浆黏度增高者选用。

降黏抗栓片Ⅲ号主要组成为黄芪、丹参、葛根、黄精、川芎。功效为益气活血通络，临床可用于脑梗死、高血压等属气虚血瘀者。凡经检查有脑梗死病史，或头晕、头痛等经检查确定为微循环功能障碍和或高黏稠血症者可选用。

临床研究及动物实验表明，降黏抗栓片Ⅰ号明显降低高黏血症患者血液黏稠度水平，显著改善实验动物心肌缺血状况；降黏抗栓片Ⅱ号显著降低实验动物的血脂、血糖及血浆黏稠度水平；降黏抗栓片Ⅲ号显著降低脑梗死患者危险因子血清丙二醛及血浆同型半胱氨酸水平。治疗高血压，西药加用降黏抗栓片比单独应用降压药患者症状改善更明显，血压水平更稳定。治疗糖尿病、高脂血症，两药加用降黏抗栓片与单独应用降糖药、调脂药比较，血糖、血脂水平更稳定，且可以防治患者神经血管病变。治疗脑梗死及后遗症，不仅改善症状，且可降低血清血浆中危险因子如血清丙二醛及血浆同型半胱氨酸等水平。益气活血为中医治法中比较常用的治法之一，在现代应用较广泛，对老年患者尤为如此，老年患者往往久病体弱，气虚血瘀证者居多，值得在临床推广应用。

4. 学生王南丁问：临证中为什么尤其强调体质在疾病辨识中的重要性？

王老师答：这个问题其实很简单，强调体质在识病、辨证中的重要作用，正是中医"辨证论治"思想的集中体现。考虑到体质因素在疾病发生、发展过程中的根本作用，才能在临床辨证中不单纯拘泥于某一病发生时的表现，而是在重视证的辨识的基础上再结合体质而选方用药。正如徐灵胎在《医学源流论》中指出："天下有同此一病，而治此则效，治彼则不效，且不唯无效，而反有大害者，何也？则以病同而人异也。夫七情六淫之感不殊，而受感之人各殊，或身体有强弱，质性有阴阳，生长有南北，性情有刚柔，筋骨有坚脆，肢体有劳逸，年龄有老少，奉养有膏粱藜藿之殊，心境有忧劳和乐之别，更加天时有寒暖之不同，受病有深浅之各异，一概施治，则病情虽中，而于人之体质迥乎相反，则利害亦相反矣。"所以临证中应充分考虑到患者因体质的差异而导致的疾病的走向性，切不可单纯以疾病相同而用同种方法治疗而忽视患者本身的体质差异，而致使疾病加重，损伤本元，得不偿失。

5. 学生石子璇问：针对高黏血症，哪些中药活血化瘀效果明显？

王老师答：首选就是丹参，丹参味苦，性微寒，具有活血化瘀、凉血消痈、养血安神的功效。实验已经证实丹参素具有抑制血小板聚集、扩张冠脉血管、清除自由基和抗凝血等广泛的心血管药理作用。我们临床常用的丹红注射液用以治疗以瘀血为病因的各类疾病，如脑梗死、血栓性疾病等。

其次就是川芎，川芎味辛，性温，具有活血化瘀、行气止痛、祛风燥湿的功效。川芎嗪是从川芎中提取的一种有效成分，可以抑制血小板聚集，并可抑制纤维蛋白原的合成，从而降低血液黏度。我们常用川芎嗪注射液治疗老年性高黏血症，给予川芎嗪注射液100mg/d，加入5%葡萄糖注射液250ml中静脉滴注，2周为1个疗程。结果显示：治疗后血浆黏度和纤维蛋白原显著性降低，低切全血黏度、红细胞沉降率方程K值和红细胞聚集指数显著性降低（$P < 0.05$）。

葛根药味甘、辛，性凉，具有发表解肌、升阳透疹、解热生津的功效。从葛根中提取的葛根素，有扩张血管（特别是冠状动脉和脑血管）、降低心肌耗氧量、改善微循环和降低血液黏度等作用。

水蛭味咸，性苦，平，具有破血散结、活血化瘀的功效。现代医学研究发现，水蛭中含有多种生物活性物质，主要成分水蛭素是目前最强的凝血酶抑制剂。

三七味甘、微苦，性温，具有化瘀止血、活血止痛的功效。血塞通是从三七中提取的有效成分三七总皂苷的水针制剂，它主要的药理作用是增加冠脉血流量、扩张血管、抑制血小板聚集、降低全血黏度等。应用血塞通治疗高黏血症，血塞通注射液 10ml 加入 5% ~ 10% 葡萄糖液 500ml 静脉滴注，1 次/d，15d 为 1 个疗程，治疗后发现，患者的全血黏度均有显著的降低。

地龙，味咸，性寒，具有清热息风、平喘、通络、利尿之功能。从地龙中提取出来的蛋白水解酶，是一种多组分酶制剂，它所含有的溶血栓酶类主要有 2 种，它们是纤维蛋白溶酶原激活物和纤维蛋白溶酶，具有抗凝、去纤、溶栓、调脂等作用，可缓解血液的高凝状态，改善机体局部及全身血液的循环。

黄芪，味甘，性微温，具有补气升阳、益卫固表、托毒生肌、利水消肿之功效。黄芪本是补气药，但黄芪含有多糖苷、黄酮和微量元素等多种成分，对细胞代谢及心血管系统有显著效应，可使聚集的血小板解聚，并可抑制血小板磷酸二酯酶活性，增加血小板内环苷酸含量，从而发挥抑制血小板聚集的作用。

党参，味甘，性平，具有补中益气、生津养血的功能。党参多被用于提补中焦之气，现代研究证明，党参具有增强心功能、抑制血小板黏附和聚集、抑制血栓素 B_2 合成、改善微循环等作用。

灯盏花，味辛、微苦，性温，具有散寒解表、活血舒筋、止痛消积等作用。它是菊科短葶飞蓬属植物。从中可提取出灯盏花素，含有黄酮、灯盏甲素、灯盏乙素、挥发油、氨基酸等。主要成分是灯盏乙素。现代医学证明，灯盏花素具有扩张冠状动脉、增加冠脉流量、增加侧支循环、扩张血管、减弱心肌收缩力、减慢心率、降低血黏度、抑制血小板聚集率，还具有抗氧自由基作用。适用于心脏病伴高黏血症患者，月经期妇女禁用，脑出血急性期或有出血倾向者禁用。

6. 学生石子璇问：高黏血症是一种病理状态，平时我们应该做些什么来预防呢？

王老师答： 首先要多饮水，但是要注意时间，如早晨起床后，每餐吃饭前（前1h）和就寝前各喝200ml，以及夏季雨天闷热、低气压时或者进食油腻食品后要多喝水，运动出汗后要多喝水，总之每天喝水量最好不少于3000ml。喝水能补充流失的水分，防止血液黏度增高。还要有针对性地选用食物，选择一些有抑制血小板聚集，防止血栓形成作用的食物：山楂、黑木耳、大蒜、洋葱、青葱、柿子椒、香菇、草莓、菠萝、柠檬等；还有一些具有类似阿司匹林作用的抗凝食物：山楂、西红柿、红葡萄、橘子、生姜；具有调脂作用的食物：山楂、螺旋藻、芹菜、胡萝卜、魔芋、紫菜、海带、核桃、玉米、芝麻、猕猴桃。要合理饮食，少吃动物内脏及动物脂肪，少吃油炸食物，晚餐不宜多食荤腥厚味食物，要吃清淡的食物，以素为主，粗细粮搭配，多食富含卵磷脂的食物，多食大豆及豆制品、酸奶、禽蛋、鱼类。有利于改善血液黏稠度，使血栓不易形成。多食含维生素C的水果和蔬菜，维生素C有调节血脂的作用；蔬菜中的纤维在肠道中能阻止胆固醇的吸收，可降低血液黏稠度。最重要的也是最应该做到的就是戒烟，吸烟能使血液中的氧含量减少，烟中的尼古丁能导致血管收缩，影响血液循环，降低血流速度，导致不良后果。

7. 学生王南丁问：中医学圆道理论对"圆"的概念是如何认识的？对现今社会的指导意义是什么？

王老师答： 中医"圆道"理论，是用取类比象的方法构建了圆的理论框架，逐步形成带有圆周运动、相互反馈、对立统一、圆融中和的宏观的哲学体系，强调事物运动的周而复始的规律，天体呈圆道运行，中医学整体观念认为人与天地自然相应，人体中也存在与之相应的周期的、动态的循环。中医圆道理论是采用"圆"作为理论框架模式，描述物质世界循环往复的圆形运动规律。"圆"的表述，首创于《黄帝内经》，其表述了人与自然界的联系，重视整体的、恒动的、辨证论治的学术思想，阐发了精气一元论及阴阳五行说，而这些思想的本质就是圆道理论。历代医家们从各个角度提出了自己对医理中"圆"的认识。赵献可曾说："一即伏羲之奇一而圆之，即是无极 ……周子画一圈，已涉形迹矣。曰此不得已而开示后学之意也。"（《医贯》）王叔和在《脉经》中有这样的描述："……须全体得圆，然后不虚。"张景岳说道："圆形，先做一圈，即描述精气一元初始之意，消息甚大，如混沌未奠，乾坤未莫。"（《大宝论》）

对中医的"圆"做了详细周正阐述的是晚清著名医家彭子益，"圆运动之所由来，亦即造化个体之所由成就。人秉造化阴阳圆运动之大气以有生"，他进一步指出："圆，则五行融合，只见中和。凡说宇宙，便是说人身。由轮而轴者，由升降而成中气也。由轴而轮者，由中气而成升降也。所有的物质有一定的形态，其运动也有一定的次序与程序，而其本此圆运动的河图，所以立造化之极也。此一个五行的圆运动，称曰宇宙。宇乃大气圆运动的个体，宙乃大气圆运动的范围。"

由此，我们总结认为功能上的"圆"解释了事物的功能协调的状态，"圆"的形态则描述了事物始末的表现形式以及运动形态。事物及其运动规律以"圆"的形态表现出来，"圆"的基态是事物发展的最佳状态，但是"圆道"理论更强调内在的功能的圆，功能上的圆则更形象地解释了生物体的功能协调状态，即强调归圆之后的平衡是事物发展变化的最佳圆融状态，或者说事物是以圆的形式相互联系着、发展着从而达到"圆融中和"思想中的平衡状态。

今天，越来越多的医家认识到"圆道"理论的普遍性，越来越多的人将中医学圆道观念应用于指导临床治疗，如用它来指导针灸治疗，阐述血液循环、呼吸运动，描述子宫内膜周期变化规律等。我们在临证治疗中尤其强调人体气机运动的"归圆"，这种"圆"即是抽象的功能的圆，气是人身之本，百病皆生于气，百病皆影响气的升降出入，人身之气肝升、肺降，中焦脾胃如运转气之动力。气的运动升降有序，生生不息，则人体远离疾病，享受健康；若气的升降失衡，则气机的循环受阻，运动不圆，则病从中生。所以治疗疾病尤其是长期的慢性疑难杂病，尤其应重视调节气机的重要性。

此外，关于中医"圆道"理论，我们又提出了一些需要讨论的问题：现代医学有没有类似于"圆"的论述及研究？如何以现实物质为基础阐述"圆道"思想的科学内涵？这些问题都有待于大家来研究。

第二节　心脑血管病篇

1. 学生马亮问：冠心病系西医病名，中医对冠心病如何论治？

王老师答：中医对冠心病相对应的论治集中于"胸痹""心痛"等篇章，目前中医界普遍认可"胸痹""心痛"对应西医冠心病。中医认为"胸痹""心痛"是因饮食、情志、寒邪等导致痰浊、瘀血、气滞、寒凝痹阻心脉，以膻中或左胸部发作性憋闷、疼痛为主要临床表现的一系列病证。轻者偶发短暂轻微的胸部沉闷或隐痛，或为发作性膻中或左胸含糊不清的不适感；重者疼痛剧烈，或呈压榨样绞痛。常伴有心悸，气短，呼吸不畅，甚至喘促，惊恐不安，面色苍白，冷汗自出等。常由劳累、饱餐、寒冷及情绪激动而诱发。

"心痛"病名最早见于马王堆古汉墓出土的《五十二病方》，"胸痹"病名最早见于《黄帝内经》。《金匮要略·胸痹心痛短气病脉证治》总结概括其病机为阳微阴弦，治以辛温通阳或温补阳气大法，总结了一系列有效方剂，代表方剂如栝楼薤白半夏汤、栝楼薤白白酒汤等。后世医家丰富了本病的治法，元代危亦林《世医得效方》用苏合香丸芳香温通治卒暴心痛。明代王肯堂在《证治准绳·

诸痛门》中用失笑散及大剂量红花、桃仁、降香。失笑散活血理气止痛治疗胸痹心痛。清代陈修园《时方歌括》用丹参饮活血行气治疗心腹诸痛。清代王清任《医林改错》创制血府逐瘀汤治疗胸痹、心痛等，对本病均有较好疗效。

胸痹心痛的病机为各种因素致心脉痹阻，其病位在心，与其他脏腑亦密切相关。其病性有虚实之分，多为本虚标实，虚实夹杂。虚者多见气虚、阳虚、阴虚、血虚，尤以气虚、阳虚多见；实者多系气滞、寒凝、痰浊、血瘀，并相互夹杂，其中又以血瘀、痰浊多见。发作期以标实表现为主，血瘀、痰浊为突出，缓解期主要有心、脾、肾气血阴阳之亏虚，其中又以心气虚、心阳虚最为常见。

针对本病本虚标实，虚实夹杂，发作期以标实为主，缓解期以本虚为主的病机特点，其治疗应补其不足，泻其有余。本虚宜补，权衡心之气血阴阳之不足，尤应重视补心气、温心阳；标实当泻，针对气滞、血瘀、寒凝、痰浊而理气、活血、温通、化痰，尤重活血通络、理气化痰。补虚与祛邪的目的都在于使心脉气血流通，通则不痛，故活血通络法在不同的证型中均可应用。在胸痹、心痛的治疗中，尤其在真心痛的治疗时，应中西医并用，提高临床疗效。

2. 学生马亮问：中医治疗冠心病历史久远，目前对本病病机的认识有哪些？

王老师答：中医在《黄帝内经》中就已有"胸痹、心痛"之病名，《金匮要略》中的若干方剂仍然有临床价值，故中医对此病的治疗已有近三千年历史。后世的医家在不同时期对该病亦有新的理论认识和治疗法则。

医圣张仲景提出胸痹的病机为阳微阴弦。阳微，指机体阳气不足；阴弦，应是指寒湿、痰饮、瘀血等病理因素。可以概括为阳气本虚，气血失和。因胸痹亦属于痹，痹则是痹阻不通之意，系风寒湿三邪杂合而致，故亦有阳虚寒凝一说。寒热亦是相对概念，热邪亦可致胸痹，《黄帝内经·刺热论》有云："心热病者，先不乐，数日乃热，热争则卒心痛，烦闷善呕，头痛面赤，无汗。壬癸甚，丙丁大汗。气逆则壬癸死，刺手少阴太阳。"故学中医不可一味偏执，随时需记阴阳两分法。此外，中医一直重视情志对五脏的影响，且心藏神，主神志，情志内伤是冠心病发病的常见病因。亦有学者提出治冠心病的痰饮（痰湿）学说，但并未超出张仲景通阳泄浊之法。应当提出血瘀学说是中医治疗冠心病的一大突破，王清任针对多种病证均应用活血化瘀法治疗，均取得不凡疗效，其中血府逐瘀汤治疗多种血瘀为主证之疾病均有特效。因为以五脏为中心的辨证法则的普遍运用，根据脏腑之间相互影响、相互制约，其他脏腑受损必然影响心脏，而心脏受邪亦会至其他脏腑受累，此可称为脏腑亏损致病学说，也体现了中医的整体观念。目前尚有络病学说，此学说亦是以活血化瘀为主，但又有其独特之处，引入了络脉这一中医独有概念。尚有较少提及的营卫不和学说，因《难经》有"损其心者，调和营卫"。调和营卫即调和气血，与目前应用最广泛的益气活血法有一定相关性。

3. 学生马亮问：为何选择益气活血法作为治疗冠心病的主要治疗方法？

王老师答：学习中医一定时刻谨记阴阳法则，它是中医理论的最基础也是最高准则。针对人身而言阴阳，无非气与血。气与血密切关系，总结起来即气能生血，气可行血，气能摄血，血亦能载气；气为血之帅，血为气之母。人至中年之后，气血渐衰，故慢性病多发。当今社会人们的疾病谱较战乱年代有所不同，人们受传染病的威胁大为减少，但患慢性病如心脑血管病、恶性肿瘤的概率逐年增加。临床中发现，患者以血瘀为主症，也往往兼气虚表现，其中针对冠心病的临床证型分类的医学统计中，气虚血瘀证约占75.1%，这与目前的老龄化社会有一定关系，同时又与人们的不良生活习惯及不注重养生相关，如体力劳动较少、熬夜耗阳气、暴饮暴食损胃气、劳欲过度损肾气等有一定相关性。

当然并不是说益气活血法是治疗冠心病唯一有效的法则，它只是更适宜用于目前的社会环境与人们的生活习惯。临床实践与基础研究表明，气虚血瘀贯穿冠心病发生、发展的始终，故理论上讲凡诊断冠心病者均可应用，但仍应根据患者病情之轻重缓急选择合适的药物。

4. 学生陈钧问：很多学者认为中风病的基本病理是"虚、火、风、痰、气、血"六端，为什么气虚血瘀是中风病发病的关键和根本原因？

王老师答：中西医对于急性脑梗死的概念及症状描述不谋而合，西医认为是脑部血液供应障碍导致的神经功能缺损，中医认为是由于脑管闭塞，形成偏身不利、言语不清之候。细端其详，二者都将"脉管堵塞"作为发病的关键，在西医描述为血栓形成、栓子栓塞、血液黏滞、血管堵塞。而在中医，则将其统归为血瘀阻络。在这里，需明确"瘀"并不单纯指"瘀血"，还有"痰浊"夹杂其中，瘀血内停，气机不畅，津液失布，留而为痰浊，痰瘀互阻，随身上下，无所不到，阻经窜络，碍一身气血之运行，发为偏枯。可见，"瘀"为中风发病之关键，无"瘀"则无以成本病。然"瘀"又何来？以上描述了中风的病因病机，发现气、血、阴、阳不足，皆可成瘀，风、火、痰也可通过阻碍气机、阴阳运化而形成"虚"之候，从而产生"瘀"的病理产物。由此看来，"虚"是导致"瘀"的根本原因。无论是从西医还是从中医上均可论证这一观点：西医认为急性脑梗死最主要的发病原因及机理是动脉粥样硬化、内皮受损，进而斑块形成，后者可以聚集血小板、白细胞等炎症细胞，产生一系列病理、生理反应，最后疾病发生。所以动脉粥样硬化可以作为大多数急性脑梗死患者的发病基础，"始动因子""体内的亏损"，很大程度上决定了脑梗死的发病与否。在临床上，动脉粥样硬化往往见于中年以后，因其随着年龄的增长、外界及内在因素的影响，导致了动脉生理性及病理性的改变。传统医学结合现代研究，认为血管病变可以看作是"虚"的表现，加之中年以后气血各半，气血皆有所亏，"虚"象即成，此时再有外邪侵袭、七情内伤、饮食不节、起居失调等因素干预，形成"风、痰、火、瘀"

中间产物，进一步阻碍气血运行，则发为中风。归纳总结，即"虚"可致"瘀"，而"瘀"致中风。诸"虚"之中，总以"气虚"为主，《黄帝内经》中尤其重视气，"气始而生化，气散而有形，气布而蕃育，气终而象变"，认为气是人进入生、长、壮、老、已不同阶段的主导，没有气的运动，则无成人，气的反常运化，则诸病由生。"出入废则神机化灭，升降息则气立孤危。故非出入，则无以生长壮老已；非升降，则无以生长化收藏。"无气则无以分阴阳，无气则血无以化生，所以"气虚"可作为本病"血瘀"发生之本。肾为先天之本，元气化生之所，元气渐耗则肾亏，金水相生，子病及母，则脾肺亦亏；气虚气滞，无力推动心血通达周身，血滞而为瘀；津液无以布达，加之肺脾气虚，痰浊内生；加之七情内伤，肝气内郁，郁久化火，火热伤阴，肝阴内耗，阴不敛阳，阳亢生风。久而久之，痰浊、瘀血互结，肝风夹痰，瘀毒阻于肢体脉络、舌本，故见偏身不利，口角流涎，口眼歪斜。《景岳全书》谓："中风麻木不仁等证，因其血气不至，所以不知痛痒，盖气虚则麻，血虚则木，麻木不已，偏枯痿废，渐至日增。"故气虚血瘀，筋脉失养，则肌肤麻木不仁；肺脾亏虚则见气短懒言，便溏；营卫不和则见自汗不止，动则加重。而经络具有运行全身气血，沟通表里上下内外，调节体内各脏器功能活动的重要作用。经脉不通，则腑失所通，发为腹胀、便秘；脏失所藏，肝郁气滞化火扰心，故见心中烦热；肝火攻冲脑窍，故见头胀、头痛；血不养心，故见失眠；营卫不固，易于感受外邪六淫，入里化热，与痰浊互结，痰阻气道，肺气不利，上逆为咳，咯痰色黄；诸多症状之中虽以痰浊、瘀阻、火热为表现，但实为标实之象，究其发病之本，则为气虚，发病之关键则为血瘀。

5. 学生陈钧问：以益气活血方为基础方治疗中风病药物加减有何规律？

王老师答： 因个人体质及疾病发生、发展及转归的不同，中风病久，也有不同兼夹症状出现，临床需抓住益气活血的治疗主线，亦应顾及兼证。

兼阴虚者，临床表现多见咽干口燥，午后烦躁，舌质由红转为红绛，少苔或无苔，脉细数。其病机为阴虚致瘀。金刘完素首先提出"肾水虚衰"之论，明张景岳也强调了凡中风病者"先伤五脏之真阴"，刘河间亦提出"所谓中风瘫痪者，由于将息失宜，而心火暴甚，肾水虚衰不能制之，则阴虚阳实而热气怫郁"，并在《宣明论方·疳瘵证》中用地黄饮子，治内夺而厥，舌强不能言，二足废不为用之证，开创了从肾论治的先河。清代著名医家叶天士治歪僻偏枯之法重在固本，以滋补、育阴、涵濡的方法来扶持阴分之不足，力荐甘味养阴以制阳亢、息内风，主张"缓肝之急以息风，滋肾之液以驱热"。治宜滋补肝肾，活血通络。王老师常加用生地黄、山茱萸。兼痰浊者，临床表现为半身不遂，恶风自汗，患肢肿胀，麻木不利，活动不利，或伴语言不利，舌淡紫，苔白腻，脉弦滑或弦缓。由于正气不足，卫外不固，风邪稽留，引动体内湿痰，流窜经络，阻滞气血，肢体肌肤失养，故半身不遂，恶风自汗，患肢肿胀，麻木不利，活动不便。正如《黄帝内经》所谓："营气虚则不仁，卫气虚则不用。"风痰阻络，语窍不利，则语言謇涩。舌淡紫，苔白腻，脉弦滑或弦缓，皆为风痰阻络之象。辨证属于痰瘀阻络，壅塞清窍，治宜豁痰泄浊，化瘀通络，加用半夏、石菖蒲。

另外，在辨证的基础上可加用虫类药物，意在借其峻猛之力，以搜剔风邪及血脉之瘀滞。虫类药物善于走窜，其通经达络，远非植物药所及。对于络脉重证及顽固难愈之证，历代医家亦多主张用虫类药物以通其络，从而使络痹开，结邪去。虫类药通络，性善走窜，剔邪搜络，是中医治疗络病功效独特的一类药物。络病之初，络气郁闭，辛香草木之品舒畅络气奏效尚速，而久病久瘀入络，瘀浊深入络中，非草木药物之攻逐不奏效，虫类通络药则独擅良能。东汉张仲景《伤寒杂病论》首倡虫药通络，其大黄蟅虫丸治"五劳虚极羸瘦，腹满不能食……经络营卫气伤，内有干血，肌肤甲错"，方中集中应用全虫、水蛭、蟅虫多种虫类药化瘀通络，祛瘀生新。鳖甲煎丸治疗疟疾日久不愈，云"结为癥瘕，名曰疟母"，于益气清热、理气通腑、祛痰散结中配用䗪虫、蜣螂等虫类药搜剔络瘀，从而开虫类药治疗络病之先河。清代吴鞠通认为："以食血之虫，飞者走络中气分，走者走络中血分，可谓无微不入，无坚不破。"清代叶天士对虫类药的通络作用也极为推崇，说"考张仲景于劳伤血痹诸法，其通络方法，每取虫蚁迅速飞走诸灵，俾飞者升，走者降，血无凝着，气可宣通，与攻积除坚，徒入脏腑者有间"，指出了虫类药搜剔之功，有"追拔沉混气血之邪"的独特疗效，使虫类通络药物广泛应用于疼痛、中风、痹证等病证的治疗。如地龙具有清热、舒筋活络及降血压的作用，对合并有高血压者效优；全蝎、蜈蚣均有通络止痛、息风止痉的作用，常相须为用。久病入络，遵叶天士"攻坚垒，佐以辛香"之意，对中风久病者，善用虫蚁之品以搜逐血络中之瘀滞，因虫蚁之品升降灵动，最能祛除阻滞于络脉中的瘀血，使络脉通利，血行畅达。但是在临床应用虫类药物还须注意以下2个方面：①虫类药的剂量应因病情而异，小剂量有兴奋作用，大剂量反可起镇静抑制的作用。掌握适当剂量，可达到邪去而不伤正。②因虫类药含有异体的动物蛋白质，过敏体质的患者服用后可能会出现皮肤瘙痒等症状，可加用苦参、白鲜皮、地肤子之类，以缓解症状。如反应较重的，应立即停药。

第三节　脾胃及肾病篇

1. **学生陈钧问：脾胃气机升降失调有哪些常见临床分型及治疗？**

王老师答：脾胃气机的升降失调有升降太过、升降不及，升降失调。严重时，不仅纳化功能发生紊乱，而且波及其他脏腑，变生多种病证。脾胃为病亦相互影响，临床多出现病在胃兼见脾病的证候，病在脾兼见胃病的证候。因此，脾与胃两者殊难分开，临床治疗必须分清主次，有所侧重，以治其本。治疗上强调升脾气、降胃气并调。

治疗中气亏虚、气虚下陷之证，常投大剂量人参、西洋参、黄芪等药物以大补元气，投小剂量柴胡、升麻以升举阳气。基于这些常法之上，又兼顾胃气，胃以通为用，以降为顺、为补。气滞者，加香附、木香、枳壳等以和中降气；夹湿热者，加草豆蔻、砂仁、黄芩以清热化湿醒脾；食积者，加焦三仙以消食。治疗胃气上逆所致呃逆时，重以降顺胃气，兼用白术健运脾气，使脾升胃降，清浊各行其道，调升降以纠太过与不及。

2. 学生陈钧问：李东垣认为各种病因内伤脾胃导致百病由生的主要病机关键在于"阴火"，那什么是阴火呢？

王老师答：有学者统计"阴火"在《脾胃论》《内外伤辨惑论》《兰室秘藏》《医学发明》等著作中共出现40余处。其中明确指出"阴火"为肾火者5处，为脾火者3处，为心火者2处，为肝火、肺火、胃火者各1处，为经脉之火者6处，为五志化火者2处，为实火者1处，为虚火者6处。李东垣所讲之阴火，不同于现代以中医基础理论范式为代表的阴虚火旺之阴火。观其《脾胃虚实传变论》《黄帝内经》之文"其生阴者，得之饮食居处，阴阳喜怒"，对比"其生于阳者，得之风雨寒暑"，便知"阴"和"阳"分别指内外或表里，可见李东垣之"阴火"乃内生之火，是对心火、肾火、肝火、肺火以及经脉之火、五志化火、实火、虚火等多种内伤之火的概括。关于阴火之病机与主要临床表现，李东垣认为"既脾胃气衰，元气不足，而心火独盛，心火者，阴火也，起于下焦，其系于心，心不主令，相火代之；相火，下焦包络之火，元气之贼也。火与元气不两立，一胜则一负。脾胃气虚，则下流于肾，阴火得以乘其土位……盖阴火上冲则气高，喘而烦热，为头痛，为渴，而脉洪"。"遍身壮热，头眩，肢体沉重，四肢不收，怠惰嗜卧"，"气短、精神少而生大热，有时显火上行独燎其面"，"气高而喘，身热而烦，其脉洪大而头痛，或渴不止，其皮肤不任风寒而生寒热"。对阴火之治疗，李东垣宗《黄帝内经》之旨："惟当以甘温之剂，补其中、升其阳，甘寒以泻其火则愈。《黄帝内经》曰：'劳者温之，损者益之。'盖温能除大热，大忌苦寒之药泻胃土耳！"首提"温能除大热"之说。在遣方用药的具体方面，李杲擅于在补益脾胃的同时，少佐升阳之风药，或补脾胃药与风药相须为用，"脾胃不足之证，须用升麻、柴胡苦平味之薄者，阴中之阳，引脾胃中清气，行于阳道，及诸经生发阴阳之气，以滋春气之和也。又引黄芪、人参、甘草甘温之气味上行，充实腠理，使阳气得卫外而为固也。凡治脾胃之药多以升阳补气名之者此也"。有学者统计在《脾胃论》诸方中，以补益药为主，加入风药的方剂共12首，如补中益气汤、调中益气汤等；以风药为主，配以补益药的方剂共7首，如升阳散火汤等。其常用补益药为人参、黄芪、甘草、白术、当归等。常用风药为升麻、柴胡、陈皮、羌活、独活、防风等。据统计《脾胃论》63方所用药物中，应用次数最多的为甘草33次，次之为人参、陈皮各27次，升麻24次，白术、当归各23次，黄芪22次，柴胡19次。从其用药的侧重来分析，李杲补脾胃重在益气、升发阳气，人参、黄芪等甘温之品正合"劳者温之，损者益之"之理，"脾胃气衰，不能升发阳气，故用升麻、柴胡助辛甘之味以引元气之升"，元气上升则阴火自降。

3. 学生张晓凤问：王老师从医 50 余年，在肾脏病学习方面有何体会？

王老师答：

（1）读经典，做临床。多学习，多实践。要熟读《黄帝内经》《难经》《伤寒论》《金匮要略》等中医经典。中医经典著作是中医学术的根本，也是中医临床实践的基础。一定要熟读经典，重要之处要能背诵。善于思考，勤于实践。临床是中医的生存之本，无论从事中医药哪方面的研究，都要从事临床工作，而且要多临床，多体会，才能领悟中医精要的内涵，才能对中医有深入的认识。中医医生要"悟"，好多没有现成经验或理论，需要用心体味。另外，要善于学习古籍，挖掘整理，推陈出新，使古方能为现代所遇到的疑难疾病提供多种方法。

（2）细辨证，重疗效。辨证论治是中医临床的灵魂，只有辨证精妙，处方用药才能精准，才能疗效显著。特别是不能做一病一方，不问证型，这样就失去了中医的根基。辨证是一个采集病史和分析思辨的过程，既要全面收集病史，又要善于抓住细节，在细微处下功夫。临床应尽量避免粗制滥造，不求细节，一方到底的现象。假如这样就抹杀了中医的灵活性、个体化特点。

（3）博采众家，创新发展。临床疾病纷繁多变，一个医生精力有限，不可能都有所涉猎，或都有实践经验。这就要求医生在夯实中医基本功的基础上，要博采众家，吸取前人的间接经验或治疗思路为我所用，特别是现代报纸杂志网络所报道的经验尤其要重视，就可以在遇到疑难病时多些思路和方法，循序渐进，日积月累，才可能提高辨证水平，提升疗效。另外，现代中医医生要对现代医学有所涉猎，如治疗肾脏病就必须掌握血尿、蛋白尿的现代定义及意义，必要时可结合应用提高临床疗效。做医生一定要用心，用心做事，用心去领悟，才能百尺竿头，更近一步。现代社会信息发达通畅，但信息不等于理解，不等于领悟，不等于能运用自如，切忌信息或知识的堆砌，所以，博采众家，要活学活用。社会是不断发展进步的，人类生活环境生活方式有了较大变化，疾病谱也在不断改变，所以中医学也要顺应这一趋势，不断发展创新，才能适应社会的需要。中医的生命力在临床疗效上，要有好的疗效就要不断创新，不能一成不变。临床辨证时须结合理化指标，将西医定量指标定性化，形成治疗体系，开拓中医辨证视野，提高疗效。

4. 学生张晓凤问：王老师，可否谈谈您在肾病临证中辨气虚血瘀证的经验？

王老师答：补气活血方法应用的先导当推清代著名医家王清任，他认为："治病之要诀，在明白气血。无论外感内伤，要知初病伤人何物，不能伤脏腑，不能伤筋骨，不能伤皮肉，所伤者无非气血。"这一论点是王清任学术成就的核心所在。对于气血之为病，他又特别重视气虚和血瘀，他一生对此"治之最多，知之最悉"。《医林改错》即是"将平素所治气虚、血瘀之症，记数条示人以规矩"的专著。瘀血证的表现虽有"千状万态"，但"若血瘀，有血瘀之症可查"，王清任在诸逐瘀汤中总结了"五十种血瘀证相互参考"（按通窍活血汤、血府逐瘀汤、膈下逐瘀汤三方共列主治病证39 条，其余各条散见于其他逐瘀方中），足见其诊断瘀血证经验之丰富。

对于瘀血证的判断，王清任多从以下几方面着眼。第一，色变多瘀，如眼疼白珠红、槽鼻子、白癜风、紫癜风、紫印脸、青记脸如墨，及妇女月经或紫或黑等；第二，神变多瘀，心主血而藏神，故血瘀常有心神的异常变化，如憋闷、急躁、夜睡多梦、不眠、心跳心慌等，此外，胸不任物、胸任重物等感觉异常之症，亦与神变有关；第三，怪病多瘀，如胸不任物、胸任重物、出气臭、交节病作、灯笼病、天亮出汗、晚发一阵热、无故爱生气、卧则腹坠等；第四，久病多瘀，如久泻、不孕、耳聋年久，及久治不愈的自汗、盗汗、头痛等；第五，难证多瘀，如积块、槽鼻子、白癜风、紫癜风、妇女干劳、男子劳病、小儿疳症、脱发等。统察瘀血诸症，又有以下特点：其一，无论有形可见者，还是患者的自我感觉，病位多固定不移，如痛不移处、积块常固定于两胁及脐周；其二，多有一定的时间节律，如天亮出汗、晚发一阵热、交节病作等；其三，血瘀部位与病证有一定相关性，如色变诸症多为瘀在上，神变诸症多为瘀在中，积块多为瘀在下。需要说明的是，王清任虽强调瘀证，但并非凡病皆仅仅从瘀治，而是仔细鉴别。例如头痛，当排除表证、里证、气虚、痰饮等。又如发热，"后半日发烧，前半夜更甚，后半夜轻，前半日不烧，此是血府血瘀。血瘀之轻者，不分四段，惟日落前后烧两时，再轻者或烧一时，此内烧兼身热而言。若午后身凉，发烧片刻，乃气虚兼瘀之症；若天明身不热，发烧只一阵，乃参附之症。不可混含从事"。

临证中运用气虚血瘀辨治是受王清任学术思想的影响。《医林改错》是案头常备书籍。临证中，我认为气虚血瘀，首责气虚。

其一，补气活血法为气虚血瘀证而设。气虚血瘀证是气虚与血瘀并存的病理变化，是一种气血关系失调的虚实错杂证。气虚血瘀证的主要病因是气虚运血无力，血行瘀滞。轻者，气虚无力，但尚能推动，仅表现为血行迟缓、血运无力；重者，因气虚较甚，无力行血，使人体的某些部位血行不畅，功能障碍，或失于濡养。出现痿软不用，甚至肌肉萎缩、皮肤干燥、瘙痒、不温，或肌肤甲错等临床表现。我认为，气虚血瘀证病机虽关系气血两方面，但主要责之于气。气与血在生理上相互依存，相互为用，病理上相互影响。气为血之帅，气对于血有推动、温煦、统摄、化生的作用，故气的虚衰或升降出入异常，必然影响血液的生成和运行，从而形成气虚血瘀证。临床多见气虚推动无力以致血滞成瘀者，即王清任所谓："元气既虚必不达于血管，血管无气必停留而瘀。"亦可因气虚失其泌津化血之功而致血亏，血运停滞而瘀。《景岳全书》云："凡人之气血犹源泉也，盛则流畅，少则壅滞，故气血不虚则不滞，虚则无有不滞者，所以气虚不能化血，则血必干涸成瘀，气不足以生津，则血必凝滞成瘀。气能摄血，气虚脉道不固，血失其统而溢出脉外，离经之血不能及时消散即为瘀血；气主煦之，气虚不能温煦，经脉不利，血行涩滞亦可致瘀。"血对气有濡养作用，当血虚或血运失常时，必然影响气。若血行瘀滞，气机因之阻滞，可见气滞血瘀证；又可因血不载气以行，出现王清任所说的因"血管无气"导致的气虚血瘀证。

其二，补气活血，首重补气。补气活血法乃补气与活血同用，为补消兼施法，有补气扶正、祛除瘀塞、疏通血脉的作用。我认为，气虚血瘀证病机侧重在气虚，故遣方用药首重补气，以补为通。临证处方补气药均重于活血药，尤喜用生黄芪，用量常为30～90g。常在前贤成方中机变化裁，如活血方中加补气药，补气方中加活血药，均成补气活血之剂。如用王清任之通窍活血汤加党参、黄芪，治疗椎基底动脉供血不足性眩晕，疗效甚佳。

其三，谨守病机，辨证论治。我认为，气血是人体一切脏腑组织功能活动的物质基础，又是脏腑功能活动的产物，强调气虚血瘀证广泛存在于任何脏腑病证中，临床必须辨证准确，方不致贻误病机。典型的气虚血瘀证既有少气懒言、倦怠乏力、脉细无力等元气不足的症状，又有脏腑经络某些局部功能障碍、疼痛、包块、唇色紫暗或瘀斑等血行不畅的症状。由于病机变化错综复杂，临床表现不一定都具备典型症状，故临证时要谨守病机，不受临床症状的局限，有是证即用是药。如久病者多虚多瘀，或气虚夹瘀，或血瘀兼气虚，皆可酌用补气活血法治之。即使气虚或血瘀症状不明显，亦应根据病史和理化检查辨证分析，只要有气虚血瘀之机，即可运用补气活血之法。

第四节　疑难杂病篇

1. **学生王南丁问：益气活血法仅可用于治疗冠心病吗？恶性肿瘤能否应用，是否会促进肿瘤转移？**

王老师答：益气活血法是中医一个重要的治疗法则，是一种治疗手段与工具，肯定不只是针对一种特定的疾病才能应用的。中医治病讲究病证结合，这在《金匮要略》中体现无遗，凡病属气虚血瘀者，不论西医之病名，均可应用。

关于恶性肿瘤，中医治病，重在医理，病名虽有不同，但治病之理则相通。恶性肿瘤一般为有形之包块，瘤者，留之不去之意。有形之包块，中医理论则不离气滞、痰凝与血瘀。肿瘤亦系本虚标实之证，与冠心病之阳微阴弦有相似之处，且肿瘤消耗及治疗均有损人气元气，临床观察肿瘤患者气虚血瘀者不在少数，故肿瘤患者凡有气虚血瘀者可放心使用益气活血剂。

关于益气活血药物是否会造成肿瘤转移，需辨证看待。手术、放疗、化疗是治疗肿瘤的主要手段，是不是均有促进肿瘤转移的风险呢，答案是肯定的，这些在基础与临床均有证据。研究表明，恶性肿瘤患者多系血液高黏状态，因肿瘤转移需一定条件，而这种情况更有利于肿瘤细胞种植、迁移。故理论上和临床上均说明在辨证准确的前提下，肿瘤患者应用益气活血剂在一定程度上可增强机体抗肿瘤能力，甚至抑制肿瘤细胞的生长。当然，对于明显的实热证，或血瘀证不明显而大量、长期地运用益气活血剂也是不恰当的。

2. 学生王南丁问：中医药在恶性肿瘤的治疗中有什么特色及优势？

王老师答： 这个问题提问的好，在现代医学飞速发展的今天，仍有很多难治性疾病让我们束手无策，成为暂时无法攻克的领域，或许对于恶性肿瘤这类疾病有可能从传统的中医学中找到突破口。中医学认为恶性肿瘤是全身属虚，局部属实的全身性慢性疾病。中医药在本病的治疗中主要的优势有：

其一，中医学强调辨证论治，针对恶性肿瘤的病人，我们是主张以人为本的个体化治疗，这样可以提高肿瘤患者的生存质量，辨证论治是中医学的特色，也是中医肿瘤学整体观念的重要体现。辨证论治具有动态性、阶段性、复杂性。病人的病理生理是动态变化的，同一病人不同的疾病阶段可有不同的"证"型，同一个病人可有不同的兼证，夹杂不同的"证"，在一定程度上揭示了辨证论治的不可重复性，体现了中医肿瘤学的个体化治疗原则。

其二，大部分肿瘤患者就诊时已为中晚期，失去放化疗根治的机会，中医治疗的主要目的是以病人为本，全面调节人体的"正气"，纠正"肿瘤微环境"，改变癌细胞生存的"土壤"，从而控制肿瘤生长，同时最大限度地改善临床症状，提高患者的生存质量。中医诊治疾病，四诊合参，强调整体观念和辨证论治，通过调节机体的阴阳平衡来达到其治疗目的。现代诸多研究结果均表明中医药对于肿瘤的治疗起增效减毒的作用，能显著拮抗化疗药的毒副反应，从而在一定程度上提高了患者的生存质量。

其三，尽早的、长期的中医药干预可以对放化疗、手术等西医治疗起到减毒增效的作用。放疗、化疗、手术以及介入是恶性肿瘤常用的治疗方法，但放疗、化疗的毒副反应常使患者难以承受，如放疗中高能射线照射局部肿瘤，其导致的毒副反应中医称之为"火邪、热毒"。化疗以及介入药物可导致消化、血液等多系统的毒副反应，导致呕吐、脱发、白细胞减少。中医药可以减轻其副反应，同时具有放射增敏、化疗增效的作用。对于手术病人，术后患者气血多亏虚，人体免疫机能受损，应用中医药介入干预治疗可以有助于术后病人的体质恢复，激活人体的免疫系统，从而起到抗肿瘤的作用。临床研究表明，中医药与手术、微创、靶向等治疗手段的结合，可以取得优于单一手段的疗效。

其四，许多常用中药的现代药理研究显示确实有明确的抗肿瘤作用。近年来随着分子生物学技术的发展，诸多学者深入研究了中药抗肿瘤的作用及其机制。比如发现全蝎具有抗肿瘤转移的作用，蝎毒多肽可以有效地提高白血病小鼠钙黏附蛋白 E（E－cadherin）的表达，具有抑制白血病细胞的侵袭迁移能力。天麻、钩藤在体外也被证实具有抗肿瘤作用，天麻多糖对 H22 肝癌瘤株可形成炎性浸润，破坏细胞增殖，具有抑制肝癌的作用。常见的已被证实具有抗肿瘤作用的药有全蝎、蜈蚣、僵蚕、地龙、天麻、钩藤、半枝莲、半边莲、山慈姑、白花蛇舌草、猫爪草、铁树叶、土茯苓、薏苡仁等。这些中药材的提取物制剂在抗肿瘤领域也有诸多应用，故对传统的中医药的研发可为寻求抗肿瘤治疗的精新药物提供一个有效的手段。

最后，需要提醒注意的是，恶性肿瘤需要综合治疗。虽然中医药在恶性肿瘤疾病的治疗过程中起了非常重要的作用，但是不能一味地、片面地夸大中医药的治疗作用。在很多情况下单纯中医无法根除肿瘤，或者说效果有限。中医药治疗肿瘤的目标是扶正祛邪相结合，实现患者的"带瘤生存"，中医药扶正与祛邪治疗可缓解症状，延长生存期。在疾病早中期，以攻邪为主，抑制肿瘤的生长。在疾病晚期，扶正为主，兼以祛邪。扶正与祛邪治疗有机结合，"扶正而不恋邪""祛邪而不伤正"，通过"人瘤共存"的治疗方式，使患者实现"长期带瘤生存"。扶正与祛邪有机结合是中医肿瘤学的重要治疗原则，《素问·至真要大论》言"坚者削之""留者攻之""结者散之""客者除之"。中医肿瘤学将手术、化疗、放疗、生物治疗等方法可视为不同的"祛邪"方式，这些不同的"祛邪"方式，在取得治疗作用时，不可避免地产生一定的毒副反应，结合以扶正为主的中医药治疗可以起到减毒增效的作用。

现代医学对肿瘤的治疗以手术、放疗、化疗为着眼点，是用一种损伤正气的方法去"克"人体内的肿瘤细胞，所以必然对正常的机体组织、人体内部正常稳态的内环境也带来一定的损伤，对于这种大杀伤力的治疗方式，应用中医整体观念，扶助正气的治疗来弥补其短处，发挥中医整体调节的优势，同时与西医局部抗癌相结合，在尽可能维持机体阴阳平衡的前提下进行抗肿瘤治疗，可以获得好的疗效。

此外中医学的养生原则和治未病思想在肿瘤预防中应起到积极的指导意义。对于恶性肿瘤这一难治性、病死率极高的疾病，防重于治，早期预防的意义重大，中医学"饮食有节，起居有常，不妄作劳，恬淡虚无"的养生原则在肿瘤类疾病病人的预防中均具有巨大的借鉴作用。同时中医的食疗学对肿瘤患者的康复有重要的指导作用，中医食疗强调辨证施食，食疗、药膳等手段可以促进肿瘤病人的康复质量。

3. **学生陈艳秋问**：对于疑难病的治疗推荐读哪些书？

王老师答：对于所有中医学者，中医基础理论是必须深入掌握和了解的，所以作为中医学经典的《黄帝内经》是首选必须要读的，而且要精读，深入体会书中所讲的理论要点和所讲理论的科学内涵。

《黄帝内经》是一部经典的综合论述中医理论的著作。它是以古代的解剖知识为基础、哲学思想为指导，通过对生命现象的长期观察，以及医疗实践的反复验证，逐渐发展成书的。《黄帝内经》以问答形式展现，实则综合了诸多医家的经验总结，为中医学的发展奠定了坚实的基础。这部书是我国现存最早的中医理论专著，被奉为中医理论的奠基之作，除论述医学相关内容外，还汇集了当时哲学、人文学、社会学、天文学、军事学、生态学、气候学等诸多内容，故在阅读本书时大家应配备古文词典，遇到读不懂、理解不了的地方要勤于思考查阅。中国古代所有著名的大医学家的学术思想均根从于《黄帝内经》，中医学精髓要义整体观念、辨证论治在其中均有精彩论述，特别是整体观思想更是其核心内容之一，由此衍生出的阴阳学说、五行学说和元气论更是构成了中医理论体系的核心。所以作为中医学者，无论是何系统的疾病，对中医基础理论的了解是必不可少的，也是学好中医学最基础的。但在这里需强调一点，不要一味贪图经典，学习《黄帝内经》的前提和基础是应先有一定的中医基础知识及古文理解能力，这样才能更深入地理解《黄帝内经》中的要义。

第二本要推荐的是《金匮要略》。该书是中医经典古籍之一，列举病证 60 余种。所述病证以内科杂病为主，兼有部分外科妇产科等病证。是中国现存最早的一部诊治杂病的专著，是张仲景创造辨病理论的代表作。古今医家对此书推崇备至，称之为方书之祖、医方之经、治疗杂病的典范。书中重点论述了内科病证 40 多种，共收集方剂 262 首，创立后世常用的诸多名方，如大建中汤、半夏厚朴汤、肾气丸、麦门冬汤、酸枣仁汤、葶苈大枣泻肺汤、黄芪建中汤、桂枝茯苓丸、苓桂术甘汤、白头翁汤、十枣汤等。认真的研习该书对常见杂病的诊疗是具有重要的指导意义的。该书重视四诊合参，以疾病分篇，便于后世业医者分析比较书中疾病的不同证型和不同阶段的治疗，学习掌握同病异治、异病同治的经典机要。书中有诸多经典的理论是我们在内科杂病的治疗过程中应尤为重视的，如在诊疗过程中以脏腑经络为辨证重点，在论治方面，重视疾病的预防和早期治疗，强调在治病时必须照顾整体，调整脏腑功能。

第三本应该读的书是《医林改错》。本书的作者是清代医家王清任。他在血瘀病的治疗中见解独到，创见颇多。书中提到了50余种血瘀病证，创立了补阳还五汤等诸多治疗血瘀证的著名方剂，目前在冠心病、脑血管病、宫外孕、脉管炎、慢性肝炎等许多疾病的治疗应用中取得了非常好的疗效。《医林改错》极大地丰富和发展了中医学血瘀学说的理论和治疗方法。

同时，疑难杂病多合并血瘀证，本书灵活运用活血化瘀法治疗了很多疾病，其在疑难杂症治疗中充分发挥了中医学辨证论治、辨病论治、异病同治、同病异治的特色，为中医临床治疗疑难重证，做出了杰出的贡献。他在书中所罗列的血瘀病证都附有方药，不同的复方适用于不同的血瘀病证，而同一复方亦可适用于多个血瘀证，变化无穷，具有非常大的参考价值。王清任强调气虚致瘀，所用补阳还五汤、黄芪赤风汤、黄芪桃红汤等都重用黄芪补气，同时加活血化瘀药，这些经验和理论都是非常值得我们借鉴的。

第四本必须要看的书是彭子益的《圆运动的古中医学》。李可在该书的序言中说："彭子遗书，是近百年中医史上的一座丰碑！彭子遗书的问世，将唤醒国魂与医魂！将引起中医界高层的沉痛反思，将引导老、中、青三代中医走出误区与迷阵，开创中医复兴的新世纪。"本书从宇宙、自然、二十四节气，从植物在春、夏、秋、冬的四季变化说起，非常形象直观地阐述了人与自然的关系、金木水火土相生相克的关系，阴与阳、升与降圆运动循环的关系，进而引申到人体血气循环与自然大循环的关系，人体疾病与自然变化的关系，人体五脏六腑与金木水火土相生相克的关系，人体的阴阳升降与四季变化的内在关系等。是详细论述气机"圆"运动的一本好书，全书30余万字的内容分为十多个篇章。这本书不仅内容精辟全面，从中医基础理论到具体疾病的分类分析以及各个中医方剂治病意义的逐层分析一应俱全，比如大小柴胡汤证治推论的意义，再推论桂枝汤、麻黄汤的意义等，而且在编排内容的顺序上很有讲究，所以对爱好中医的初学者来说，是一本由浅入深、循序渐进的好书。对中医从业者而言，可以从本书的中医整体系统思路中得到很多新的启示，读过本书，给人观全局而知根本的感觉，不仅是医者应该读的好书，也是一本能够帮助人们观察问题、分析问题、如何抓住主要矛盾解决根本问题的哲学读本。

此外，如有精力，在诊治疑难杂病的过程中还推荐读一下黄元御的《四圣心源》，李东垣的《脾胃论》，当代吴以岭的《络病学》以及后世诸多较好的经验集及医案，例如《朱良春用药经验集》《古今名医临证金鉴》等。

4. 学生陈艳秋问：怎样认识干燥综合征，老师治疗此病有何经验？

王老师答： 干燥综合征是一种自身免疫性疾病，由于自身免疫的过度应答反应，造成外分泌腺大量淋巴细胞、浆细胞浸润，使腺体细胞破坏，功能丧失，从而导致一系列临床症状与表现，如口腔干燥症、干燥性角结膜炎等，同时还有可能累及全身多系统，引起内脏损害。现代医学中，针对干燥综合征的主要治疗方法为激素及免疫抑制剂治疗，但因其毒副作用较大及患者耐受性较差，从而治疗效果欠佳。

干燥综合征属中医"燥证"。如《黄帝内经》中有"燥盛则干""燥者濡之""诸涩枯涸，干劲皴揭，皆属于燥"。其病因病机可概括为燥、虚、痰、瘀等。本病发病的内因归结于先天禀赋不足，发病的关键为痰瘀阻络、脏腑失调。阴虚为本，燥热伤津，后逐步发展为湿、热、瘀、毒、虚互结，互为因果。先天禀赋不足，阴虚伤津耗血，燥热内盛；饮食不节伤及脾胃，致脾失健运，运化失司，以致痰湿内停，阻滞气机经络，最终致脏腑组织失于濡养而成燥证。本病的内在病理基础是阴虚，燥毒是其发病的重要外在因素，瘀血和燥毒贯穿于整个病程之中，是发病的关键因素，燥瘀互结、津液运行障碍是干燥综合征的主要病机，简而言之为阴虚为本，瘀血、燥毒为标。另外，湿热内蕴，津液不足亦是导致干燥综合征的重要机理，脾运失司，脏腑组织官窍失于滋养，可进一步导致人体水液输布失常，造成水湿停聚，湿久化热，阻碍脏腑功能，影响津液化生，则生燥热。同时，气虚阳弱，水湿不化也是本病的重要病机。

根据不同的病因病机，我总结出干燥综合征的如下治疗方法：

（1）活血化瘀法：各种燥证适用。干燥综合征常伴有血液高黏状态，临床常表现为面色晦暗、肌肤甲错等血瘀的表现，究其原因，是因为阴血亏虚，血液运行不畅，久之为瘀，反之，瘀血内阻，津液运行不畅，不能濡养形体官窍，即常说的"久病必瘀"。故可选用活血化瘀药以降低血液黏度，药选丹参、红花、桃仁等；又因"血为气之母，气为血之帅""气行则血行"，故在活血化瘀的同时常酌情配伍行气药以增强活血行血之效，如香附、柴胡等。

（2）补肾填精法：适用于各种燥证。因干燥综合征为多系统损害的慢性全身性疾病，且临床研究表明此病与遗传因素有关。中医理论认为肾为先天之本，各脏腑均赖其滋养，若肾精亏损，则诸脏腑之阴乏源。故通过补肾阴可以养精血，去燥邪。又如《金匮要略心典》所说："欲求阴阳之和者，必于中气，求中气之立者，必以建中也。"治法以填精益髓，滋阴补肾为主，方用左归丸、六味地黄丸等为基础方，常用药物以鹿角胶、山药、肉苁蓉、泽泻、淫羊藿等温润之品为主。

（3）益气养血法：适用于燥证兼见气血不足者。干燥综合征常兼有气短乏力、纳差等气虚表现。《类证治裁》说"燥有外因、有内因……因于内者，精血夺而燥生"，由此可见内燥的根本原因在于精血亏虚，而中医认为"精血同源""津液同源"，故治疗当以滋阴养血，益气生津为主。方选黄连阿胶汤合四物汤为主方，随症加减。常用药物有党参、白术、黄芪、当归、玉竹、麦冬、石斛、天花粉等。

（4）养阴生津法：治疗燥证的主要治法。干燥综合征的主要表现是眼干、口干、皮肤干燥，唾液分泌减少等。中医认为，津液不足，不能濡养滋润五官九窍，故出现燥证，因此确定了养阴生津的治法。而在选方用药时，又应当区别阴虚的脏腑不同而选用不同的方药。如肺胃阴虚者，方选百合固金汤合益胃汤加减；脾胃阴虚者，可选用玉女煎合益胃汤加减；肝肾阴虚者，一般选用一贯煎合杞菊地黄丸加减。

（5）通经活络法：适用于燥证兼有疼痛者。临床实践发现，干燥综合征常并发类风湿性关节炎，因血燥生风，留着肢体关节，或阴虚血稠，阻滞经络而发为疼痛。

（6）清热凉血法：适用于燥证兼见热象者。干燥综合征常有身热，口干喜冷饮，尿黄便干，舌红苔黄脉数等。因热为阳邪，易化燥伤津，故应以清热解毒，养阴润燥为主要治疗原则，方用黄连解毒汤合沙参麦冬汤为主进行辨证加减。

5. 学生陈艳秋问：老师对类风湿性关节炎的病因病机及诊治方法有何见解？

王老师答：类风湿性关节炎是以慢性多关节炎为特点，侵犯关节、肌肉、肌腱，甚则累及内在脏器的一种慢性自身免疫性疾病，属中医"痹证"。《黄帝内经》曰："风寒湿三气杂至合而为痹也，其风气胜者为行痹，寒气胜者为痛痹，湿气胜者为着痹"，将痹证根据邪气的偏胜概括为行痹、痛痹、着痹。痹证的发生，与体质、气候、生活环境关系密切。正虚卫外不固是本病发生的内因，感受外邪是本病的外因。正如《类证治裁·痹证》曰："诸痹……良由营卫先虚，腠理不密，风寒湿乘虚内袭。正气为邪所阻，不能宣行，因而留滞，气血凝涩，久而成痹。"可见本病的属性及证候表现主要取决于患者体质的偏盛及病邪的性质。《中医内科学》把痹证分为风湿热痹和风寒湿痹。由于素体阳虚，卫阳不固，加之气候和居住环境潮湿等因素使风寒湿邪易于侵袭人体，阻于脉络，致气血不畅，而为风寒湿痹。正如《济生方》说："皆因体虚，腠理空疏，受风寒湿气而成痹也。"其中又根据感邪的偏盛分为行痹（风胜）和着痹（湿胜）。而风湿热邪合而侵袭人体，流注经络，痹阻筋骨关节而成热痹。若素体阴虚，阳气相对偏盛或者素体阳亢，感受风寒湿邪，邪从热化，可形成风湿热痹。正如《金匮翼》中所说："热痹者，闭热于内也……脏腑经络，先有虚热，而复遇风寒湿邪客之，热为寒郁，气不得通，久之寒亦化热，则痹然而闷也。"

综上所述，本病的病机是风寒湿热诸邪痹阻经络，留着关节筋骨，气血运行不畅。轻者仅表现在局部肢体关节的酸楚疼痛，气候变化时加剧；重者酸楚疼痛明显，且病情反复，经久难愈，气血运行不畅，致瘀血阻络，而出现皮肤瘀斑，关节肿胀变形，活动不利等。同时，由于久病伤正，耗气伤血，从而表现为气血亏虚及肝肾亏损等证候，出现虚实夹杂、正虚邪恋的复杂病情。更有久痹复感外邪，病邪由经络深入脏腑，而致脏腑气血阻闭的证候，即《素问·痹论》所说的"五脏皆有所合，病久而不去者，内舍于其合也"。

中医早已形成系统的治疗类风湿性关节炎的治疗方法。中医学认为类风湿性关节炎的发生多是因为素体体虚，无力御邪于肌表或机体正气不足、卫外不固加之久居湿地、冒雨涉水及热毒浸淫。风寒湿热之邪内侵肌肉关节，致邪气留着组织经络，气血凝滞，脉络痹阻而成。虚实夹杂，标实本虚为本病的病理特征，依此确立了本病的基本治疗方法为扶正祛邪、活血通络止痛，并且需要在临床治疗过程中随证候变化及时调整用药方案。

在中医临床上，常把类风湿性关节炎分为痛痹、着痹、行痹、热痹和尪痹等。痛痹以关节剧痛为主，且遇冷加剧，得温则减，治以温经散寒，方选乌头汤为基础方；着痹以重着疼痛、关节屈伸不利等为主，治以利湿通络止痛为主，同时佐以健脾，方选薏苡仁汤为主方；行痹则疼痛游走不定，恶风寒，治以祛风宣痹通络，方选防风汤为主方；热痹以关节肿胀灼痛，筋脉拘挛为主，治以清热解毒，祛风通络止痛，方选白虎加桂枝汤为主方；尪痹，关节肿胀变形痛剧，屈伸不利，治以补肾祛寒，活血通络，方用补肾祛寒治尪汤为主方；久病气血不足者，关节酸沉而痛，肢体关节麻木，兼见心悸乏力，治以益气养血通络；关节酸沉，绵绵而痛，麻木尤甚，并见心悸、四肢乏力，治以益气养血，舒筋通络，方选补阳还五汤为主方。

临床上类风湿性关节炎症状个体差异较大，用药须随症加减。如关节屈伸不利者，可选用伸筋草、鸡血藤等；关节肿胀较甚者，可选用猪苓、泽泻等；关节疼痛者，可加地龙、全蝎、乳香、没药等；发热者，可选用黄芩、柴胡、秦艽等；热邪较甚者，可重用石膏，或酌加知母、蒲公英等；热邪伤阴者，可选用生地黄、玄参、麦冬等。

同时，在辨证治疗中以下几个问题需要注意：

（1）以外邪为主者应以祛邪为主，但必须佐以扶正，所谓"祛邪不伤正"。如《医宗必读·痹》："治外者，散邪为急，治藏者养正为先。治行痹者，散风为主，御寒利湿仍不可废，大抵参以补血之剂，盖治风先治血，血行风自灭。治痛痹者，散寒为主，疏风燥湿仍不可缺，大抵参以补火之剂，非大辛大温，不能释其寒凝之害也；治着痹者，利湿为主，祛风解寒亦不可缺，大抵参以补脾补气之剂，盖土强可以胜湿。"

（2）类风湿性关节炎属于慢性自身免疫性疾病，病程缠绵难愈，且本病一般多有关节肿胀疼痛，所谓"不通则痛"，故可以在治疗时酌情选用活血化瘀药物，如川芎、丹参、红花、乳香、没药等。

（3）临床实践及药理研究表明，一些藤类药和虫类药对缓解类风湿性关节炎的症状有一定的功效，临床可视症状酌情使用。如药理研究表明，虫类药一般具有较强的活血祛瘀止痛之功，对于类风湿性关节炎的关节变形、肿胀疼痛具有缓解作用，还可改善关节功能，临床常用蜈蚣、地龙、全蝎等。而藤类药一般具有舒筋活络，祛风止痛之功效，临床常选用海风藤、忍冬藤、鸡血藤等。

（4）根据中药归经理论及辨证论治原则的指导，并结合现代药理学理论，不同部位可选用不同的药物。如颈项疼痛，多选用羌活、蔓荆子、葛根、白芷等；腰部疼痛，多选用杜仲、桑寄生等；上肢疼痛，多选用桑枝、羌活、桂枝等药物以引药上行；下肢疼痛，多选用独活、牛膝、威灵仙；关节变形者，多选用骨碎补、补骨脂等。正如《证治汇补·痹证》："风胜加白芷，湿胜加苍术、胆南星，热盛加黄柏，寒胜加独活、肉桂，上体加桂枝、威灵仙，下体加牛膝、防己。"

（5）在类风湿性关节炎的治疗中，经常会应用到川乌、草乌、附子等具有一定毒副作用的药物，在应用此类药物时，要特别注意要从小剂量开始逐渐加量，且为了减轻此类药物的毒副作用，一般可考虑与甘草同用，取甘草缓和毒性之用。煎煮时需久煎。密切注意服药后的反应，如若出现恶心、心慌、口舌麻木、手足麻木、脉迟或结代等症状时，应酌情减量，症状严重时应立即停药，并采取积极的解救措施。

（6）类风湿性关节炎是慢性病，病程较长且缠绵难愈，且其病势发展缓慢，故一旦辨证准确，选定用药，确定无不良反应后应长期坚持服用。

（7）中医的传统治疗方法如针灸、理疗、药物外敷等在类风湿性关节炎的治疗中有一定的疗效，可以考虑在治疗过程中配合使用。